备孕教科书

准备—起程—护航

赵瑞华　主编

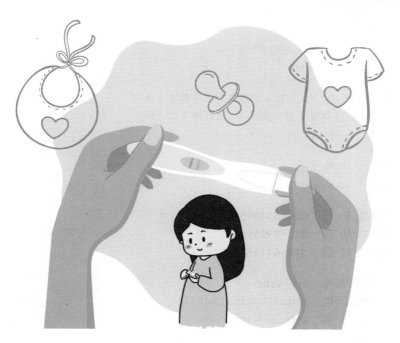

全国百佳图书出版单位

中国中医药出版社

·北 京·

图书在版编目（CIP）数据

备孕教科书：准备—起程—护航 / 赵瑞华主编 .
北京 ：中国中医药出版社，2024. 12
ISBN 978-7-5132-8818-7

Ⅰ . R169.1

中国国家版本馆 CIP 数据核字第 2024RD3771 号

中国中医药出版社出版

北京经济技术开发区科创十三街 31 号院二区 8 号楼
邮政编码　100176
传真　010-64405721
唐山市润丰印务有限公司印刷
各地新华书店经销

开本 880×1230　1/32　印张 8.75　字数 212 千字
2024 年 12 月第 1 版　2024 年 12 月第 1 次印刷
书号　ISBN 978－7－5132－8818－7

定价　56.00 元
网址　www.cptcm.com

服务热线　010-64405510
购书热线　010-89535836
维权打假　010-64405753

微信服务号　zgzyycbs
微商城网址　https://kdt.im/LIdUGr
官方微博　http://e.weibo.com/cptcm
天猫旗舰店网址　https://zgzyycbs.tmall.com

如有印装质量问题请与本社出版部联系（010-64405510）
版权专有　侵权必究

《备孕教科书：准备—起程—护航》

编委会

主 编

赵瑞华

副主编

武 颖

编 委

徐 彩	戴泽琦	杨艳环	张 玉	韩 倩	刘 丹
时 光	赵若曦	马昊天	付玉丹	刘 永	徐 冉
李伟华	李寒宇	张永嘉	石举梅	杨新春	赵婷玉
安丹丹	崔雅坤	刘辉艳	曲金好	李娟梅	侯睿捷

插 图

石举梅 徐 冉

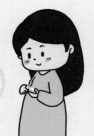

备**孕**教科书

准备—起程—护航

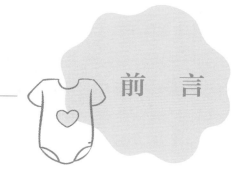

前　言

　　"想生而生不出来"是目前我国生育力下降的主要原因之一，如何科学备孕、顺利孕育是我们普遍关注的焦点。本书通过"备孕前的准备""备孕路上带你扬帆起程""孕育路上为你保驾护航"三部分详细讲述了备孕前、备孕中、怀孕后大家比较关注的相关医学知识，并简述了备孕期间男性发挥的作用及注意事项。我们拟通过医学知识的科普，让备孕之路多一些捷径，期望大家都能如愿拥有自己的天使宝宝。

《备孕教科书：准备—起程—护航》编委会
2024 年 3 月

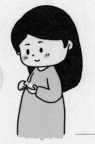

备**孕**教科书

准备—起程—护航

目　录

第一部分

备孕前的准备

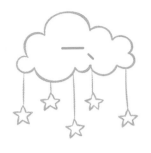

想要一个健康宝宝，这些检查你都做了吗

1. 为什么要做孕前检查

《中华人民共和国基本医疗卫生与健康促进法》明确将孕前保健纳入基本医疗卫生服务。《健康中国行动（2019—2030年）》明确将"主动接受婚前医学检查和孕前优生健康检查"纳入评估指标体系，将孕前优生健康检查、增补叶酸等作为重点任务，列入妇幼健康促进及健康知识普及专项行动。国务院办公厅《医疗卫生领域中央与地方财政事权和支出责任划分改革方案》明确将孕前优生健康检查、增补叶酸预防神经管缺陷项目划入基本公共卫生服务，中央财政和地方财政共同承担支出责任。

2012年《中国出生缺陷防治报告》指出，我国每年新增出生缺陷约90万例，出生缺陷总发生率约为5.6%。其中，先天性心脏病、多指（趾）、唇裂伴或不伴腭裂、神经管缺陷、先天性脑积水等 10 类疾病居我国围产儿高发畸形前 10 位。出生缺陷已经成为造成我国婴儿死亡的第二大原因，是导致儿童残疾的重要原因，不但严重影响儿童的生命和生活质量，给家庭带来沉重的精神和经济负担。

孕前优生健康检查（简称孕前检查）是预防出生缺陷的关键环节和重要手段。国家通过向计划怀孕的夫妻提供健康教育、体格检查、风险评估、咨询指导等专项服务，帮助他们了解基本健康状况和影响生育的危险因素，有针对性地提供咨询指导，从而有效地降低出生缺陷发生风险，提高出生人口质量。

中国计划生育协会开发了"全国婚孕检信息服务"平台，收录 28 个省（区、市）2513 家提供免费婚前检查服务的机构，以及 2998 家提供免费孕前优生检查服务机构的相关信息供检索，覆盖全国 80% 以上的县（市、区）。

2. 哪些人属于妊娠高危人群

妊娠高危人群是指夫妻任一方或双方在健康检查中发现有一项或多项结果异常。妊娠高危人群是预防出生缺陷发生的最主要目标人群，做好这部分人群的工作，对降低出生缺陷发生具有十分重要的意义，特别是那些已经生育过病残儿的家庭，需要格外关心和指导。建立妊娠高危人群监测档案及高危人群数据库，系统收集高危人群家族信息，可以为分析发病原因、进行有效干预、开展科学研究提供数据支持。

妊娠高危人群包括：

① 高龄女性：年龄 > 35 岁。

② 有传染病、慢性病和遗传病者：如肝炎及肝功能异常、性传播疾病、巨细胞病毒感染、甲状腺功能异常、婚配双方罹患精神病、先天性耳聋、智力低下等。

③ 有过不良孕产史者：如习惯性流产、多次人工流产、既往生育过神经管缺陷儿等。

④ 有地中海贫血、唐氏综合征等疾病家族史者。

⑤ 在生活及职业环境中接触有毒有害物质者：如放射线、铅、汞、苯、砷、农药等。

⑥ 有不良的生活习惯及生活方式者：如吸烟、酗酒等。

3. 一份详细的孕前检查清单

根据《孕前和孕期保健指南（2018）》，孕前保健和检查内容包括健康教育及指导、常规保健、辅助检查项目，辅助检查项目又分为必查项目和备查项目。

（1）健康教育及指导

遵循普遍性指导和个体化指导相结合的原则，对计划妊娠的夫妻进行孕前健康教育及指导，主要内容包括：

① 有准备、有计划地妊娠，尽量避免高龄妊娠。

② 合理营养，控制体质量增加。

③ 补充叶酸 0.4～0.8mg/d，或含叶酸的复合维生素。既往生育过神经管缺陷儿的孕妇，则需每天补充叶酸 4mg。

④ 对有遗传病、慢性疾病和传染病而准备妊娠的女性，应予以评估并指导。

⑤ 合理用药，避免使用可能影响胎儿正常发育的药物。

⑥ 避免接触生活及职业环境中的有毒有害物质，避免密切接触流浪动物。

⑦ 改变不良的生活习惯及生活方式；避免高强度的工作、高噪声环境和家庭暴力。

⑧ 保持心理健康，解除精神压力，预防孕期及产后心理问题的发生。

⑨ 合理选择运动方式。

（2）常规保健（针对所有计划妊娠的夫妻）

① 评估孕前高危因素：询问计划妊娠夫妻的健康状况；评估既往慢性疾病史、家族史和遗传病史，不宜妊娠者应及时告知；详细了解不良孕产史和前次分娩史，是否为瘢痕子宫；询问生活方式、饮食营养、职业状况及工作环境、运动及劳动情况、人际关系等。

② 体格检查：全面体格检查，包括心肺听诊，测量血压、体质量，计算体重指数；常规妇科检查。

（3）必查项目

①血常规；②尿常规；③血型（ABO 血型和 Rh 血型）；④肝功能；⑤肾功能；⑥空腹血糖水平；⑦肝炎筛查；⑧梅毒血清抗体筛查；⑨艾滋病筛查；⑩地中海贫血筛查（部分地区）。

（4）备查项目

① 子宫颈细胞学检查（1 年内未查者）；② TORCH 病毒筛

查；③阴道分泌物检查（常规检查及淋球菌、沙眼衣原体检查）；④甲状腺功能检测；⑤75g 口服葡萄糖耐量试验（OGTT），针对高危女性；⑥血脂水平检查；⑦妇科超声检查；⑧心电图检查；⑨胸部 X 线检查。

常规孕检清单及各项检查的目的和意义情况见表1。

表1 孕检清单及其意义

序号	项目		女性	男性	目的	意义
1	优生健康教育		√	√	建立健康生活方式，提高风险防范意识和参与自觉性	规避风险因素
2	病史询问（了解孕育史、疾病史、家族史、用药情况、生活习惯、饮食营养、环境危险因素等）		√	√	评估是否存在相关风险	降低不良生育结局风险
3	体格检查	常规检查（包括身高、体重、血压、心率、甲状腺触诊、心肺听诊、肝脏脾脏触诊、四肢脊柱检查等）	√	√	评估健康状况，发现影响优生的相关因素	减少影响受孕及导致不良妊娠结局的发生风险
4		生殖系统检查	√	√	检查双方有无生殖系统疾病	

续表

序号	项目			女性	男性	目的	意义
5	阴道分泌物		滴虫	√		筛查有无感染	减少流产、早产、死胎、胎儿宫内发育迟缓的发生风险
6			假丝酵母菌	√			
7			淋球菌	√			
8			沙眼衣原体	√			
9	实验室检查	血液常规检测（血红蛋白、红细胞、白细胞及分类、血小板）		√		筛查贫血、血小板减少等	减少因重度贫血造成的胎儿宫内发育迟缓的发生风险；减少因血小板减少造成的新生儿出血性疾病的发生风险
10		尿液常规检测		√	√	筛查泌尿系统及代谢性疾患	减少生殖道感染、宫内感染、胎儿死亡和胎儿宫内发育迟缓的发生风险
11		血型（包括 ABO 血型和 Rh 血型）		√	√	预防血型不合溶血	减少胎儿溶血导致的流产、死胎死产、新生儿黄疸的发生风险
12		血清葡萄糖测定		√		糖尿病筛查	减少流产、早产、胎儿畸形的发生风险
13		肝功能检测		√	√	评估是否感染及肝脏损伤情况	指导生育时机选择；减少母婴传播的发生风险
14		乙型肝炎血清学五项检测		√	√		

续表

序号	项目		女性	男性	目的	意义
15		肾功能检测	√	√	评价肾脏功能	指导生育时机选择；减少胎儿宫内发育迟缓的发生风险
16	实验室检查	甲状腺功能检测	√		评价甲状腺功能	指导生育时机选择；减少流产、早产、胎儿宫内发育迟缓、死胎死产、子代内分泌及神经系统发育不全、智力低下的发生风险
17		梅毒螺旋体筛查	√	√	筛查有无梅毒感染	减少流产、死胎死产、母婴传播的发生风险
18		风疹病毒 IgG 抗体	√		发现风疹病毒易感个体	减少子代先天性风疹综合征：先天性心脏病、耳聋、白内障，先天性脑积水的发生风险
19	病毒筛查	巨细胞病毒 IgM 抗体	√		筛查巨细胞病毒感染状况	减少新生儿耳聋、智力低下、视力损害、小头畸形的发生风险
20		巨细胞病毒 IgG 抗体	√			
21		弓形体 IgM 抗体测定	√		筛查弓形体感染状况	减少流产、死胎、胎儿宫内发育迟缓的发生风险
		弓形体 IgG 抗体测定	√			

序号		项目	女性	男性	目的	意义
		人类免疫缺陷病毒	√	√	筛查有无艾滋病毒感染状况	减少母婴传播的发生风险
22	超声	妇科超声常规检查	√		筛查子宫、卵巢异常	减少不孕、流产及早产等不良妊娠结局的发生风险
23		风险评估和咨询指导	√	√	评估风险因素，促进健康，指导落实预防措施，降低风险	减少出生缺陷发生，提高出生人口素质
24		早孕和妊娠结局追踪随访	√		了解早孕及妊娠结局相关信息，做好相关指导和服务	降低出生缺陷的发生风险

4. 孕前检查需要注意什么

①　选择合适的时间：在准备怀孕前 3~6 个月进行检查，女性检查时避开月经期。

②　检查当天需空腹。

③　检查前 3 天需清淡饮食、忌酒。

④　检查前 3 天禁性生活及阴道冲洗。

⑤　女性如果没有性生活，应提前告知大夫需要检查腹部超声或直肠超声；有性生活者，可以选择阴道超声。

5. 感染 HPV 病毒可以怀孕吗

（1）什么是 HPV 病毒感染

HPV 是一种人乳头瘤病毒。它是一个大家族，目前已知有 200 多种病毒亚型，其中 40 多种 HPV 亚型与人类生殖道感染有关，可引起宫颈、阴道、外阴和肛门周围皮损，甚至癌变。根据其致癌潜力，分为高危型和低危型。常见的高危型包含 16、18、31、33、35、39、45、51、52、56、58、59、68、73、82 等；低危型有 6、11、40、42、43、44、54、61、70、72、81 等。研究发现，99% 以上的宫颈癌都是由 HPV 病毒持续感染引起的，尤其是高危型的 HPV 病毒。

（2）HPV 感染有哪些后果

不同型别的 HPV 感染可引起不同疾病，低危型 HPV 感染主要引起外生殖器、阴道及子宫颈外生性尖锐湿疣，以及部分子宫颈转化区的低级别病变。高危型 HPV 持续感染可引起子宫颈、阴道、外阴、肛门、阴茎、头颈等部位的癌前病变，并且最终可发展为浸润癌。

（3）感染了 HPV 就是宫颈癌了吗

HPV 感染后，机体产生的免疫机制可清除 HPV，因此，绝大多数生殖道 HPV 感染是一过性的，且无临床症状。约 90% 的 HPV 感染在 2 年内消退，并不会发展为 HPV 相关的病变，只有极少数 HPV 感染者发生临床可见的下生殖道尖锐湿疣、鳞状上皮内病变和癌等。所以，大家感染了 HPV 也不要太担心，绝大部分患者是可以自愈的。但是 HPV 持续感染超过 2 年的患者要引起重视，需要到医院进行阴道镜检查，甚至组织活检，以明确是否有癌前病变或癌变。通常 HPV 持续感染经过 10～20 年的自然演化发展为癌。在此期间，我们有足够的时间诊断与治疗，以防止其进一步发展为宫颈癌。

（4）HPV 感染有什么表现

HPV 感染多无明显临床症状及体征，仅在体检进行宫颈筛查时提示 HPV 感染。部分患者可能在因反复阴道炎症、白带异常，甚至阴部瘙痒等症状进行诊疗时，检测出 HPV 感染。

（5）HPV 的感染途径有哪些

① 性传播：HPV 最主要的感染途径是性传播。多个性伴侣、性生活过早、生育过早、丈夫高危（性伴侣包皮过长：男性包皮过长，包皮垢容易藏匿人乳头瘤病毒；性伴侣患有阴茎癌：包皮过长、包茎者易患阴茎癌，其伴侣患宫颈癌的机会也明显增加）等因素明显增加了 HPV 感染的概率。值得注意的是，在性生活时，即使很认真地使用安全套，也只能起到部分保护作用。

② 密切接触：直接的皮肤－皮肤接触是传播 HPV 病毒最有效的途径。除子宫颈外，HPV 也可感染身体其他部位，如口腔、咽喉、皮肤和肛门等，并诱发相应的肿瘤。

③ 间接接触：HPV 病毒可以通过感染者的衣物、生活用品、用具等进行传播，比如接触 HPV 感染者用过的毛巾、浴盆、坐便器等。

④ 母婴传播：分娩时，婴儿通过孕妇产道，从而感染 HPV 病毒。

（6）哪些人群容易感染 HPV

HPV 主要通过性行为传播，其感染率高低主要取决于人群的年龄和性行为习惯。年轻的性活跃女性子宫颈部位 HPV 感染率最高，感染高峰年龄在 20 岁左右。我国女性在 40～45 岁存在第 2 个 HPV 感染高峰。除年龄外，HPV 感染还包括两类高危因素：一是生物学因素，主要包括细菌、病毒和衣原体等各种微生物的感染，如人类免疫缺陷病毒（HIV）、沙眼衣原体和奈瑟菌等；二是行为危险因素，主要包括性生活过早、多性伴侣、多孕多产、吸烟、长期口服避孕药、营养不良等。

（7）HPV 感染怎么治疗

绝大多数的 HPV 感染是一过性的，大约 90% 的 HPV 感染在 2 年之内会被宿主的免疫系统清除，并不会发展成为 HPV 相关的病变，大约 5% 的急性感染会持续数年，更少一部分感染的女性会发展为持续感染或癌症。目前，针对 HPV 尚无绝对有效的药物，临床上更加关注 HPV 长期持续感染过程中出现的具有癌变潜能的病变。若经检测，明确 HPV 感染引发了癌前病变或癌变，可经手术切除或消融病变组织。

（8）感染了 HPV 还能备孕吗

对于感染 HPV 且有生育要求的女性，在经过专业的阴道镜检查，排除短期内癌变的风险后，可以考虑优先完成生育。另一方面，HPV通过垂直传播感染婴儿并不常见，并且婴儿持续感染HPV更为罕见。大多数HPV的垂直传播是短暂的，多在婴儿出生2年内迅速被免疫系统清除，仅1.5%的婴儿存在生殖器HPV持续感染，并可能引发上呼吸道乳头状瘤、结膜乳头状瘤和生殖器疣，但随着免疫功能的增强，这些症状也能逐渐好转。目前也无证据证明HPV对胎儿存在致畸、影响发育等风险。HPV感染也并不影响分娩方式的选择。所以，女性孕前即使发现了HPV病毒感染，经专业的阴道镜检查，并排除癌前病变甚至癌变后，可以在短期内备孕。

6. 备孕前可以打疫苗吗

（1）接种疫苗对孕期有什么好处

孕期一旦感染了某些病毒，如麻疹病毒、风疹病毒、腮腺炎病毒，不仅会导致流产、早产、死产等不良妊娠结局，还有可能导致胎儿畸形、胎儿发育不良等。接种疫苗是预防病毒感染性疾病的有效方法。如果孕妇体内有抵抗相应疾病的疫苗抗体，不仅可以避免病毒侵袭母体患病，减少对母儿的损害，母体中的免疫球蛋白G（IgG）还可经主动转运通过胎盘屏障，为胎儿和婴幼儿提供被动免疫保护，使婴幼儿在出生后数月内都具有相应的疾病抵抗力。故而女性在备孕期进行疫苗接种，使体内产生足够效价的抗体，不仅可保护孕期母体、胎儿及新生儿免受相应病毒的伤害，还能预防产前母体感染引起的并发症。

（2）备孕期疫苗接种如何选择

灭活疫苗、减毒活疫苗是目前最为常见的疫苗类型。

灭活疫苗又称死疫苗，是用物理或化学方法将病原体杀灭，在人体内不能繁殖，刺激时间短，要获得持久免疫力需多次接种。常见的灭活疫苗包括脊髓灰质炎灭活疫苗、流感灭活疫苗、甲肝灭活疫苗、狂犬病疫苗等。理论上来讲，接种灭活疫苗对人体安全性更高。但为避免疫苗对胎儿的影响，以及接种后所致的不良反应，仍建议在备孕前完成疫苗接种。

减毒活疫苗是人为使病原体发生变异，毒性减弱，但保留其免疫原性。常用的减毒活疫苗有卡介苗、脊髓灰质炎减毒活疫苗等，以及"麻腮风三联疫苗"（包含麻疹疫苗、流行性腮腺炎疫苗、风疹疫苗）、水痘疫苗、人乳头瘤病毒（HPV）疫苗等。活疫苗在体内有繁殖能力，免疫持续时间较长，效果优于灭活疫苗。减毒活疫苗因为有病毒活性成分，理论上对胎儿有风险，所以妊娠通常是减毒活疫苗的禁忌证，建议在备孕前完成接种。

（3）备孕期接种疫苗的注意事项有哪些

备孕者在疫苗接种完成后，需按要求间隔规定的时间后，再进行备孕，建议备孕者尽早做好打算，留出足够的时间窗，在孕前完成免疫接种。具体情况需要咨询疫苗接种医生，结合自身的疾病史、免疫接种史、过敏史等，并完善相应的检查，向医生询问疫苗接种相关知识，尽可能避免疫苗对胎儿的影响。比如风疹及水痘疫苗，建议接种完后1个月再怀孕；HPV疫苗，建议接种完后相隔3个月再怀孕。目前虽没有明显证据证明孕期接种 HPV 疫苗对胎儿有害，但因为研究数据并不充分，所以如果发现怀孕建议不要再继续接种，但在接种期发现妊娠的孕妇也无须终止妊娠。乙肝疫苗属于基因重组疫苗，安全性已得到临床证实，即使在孕期也可以接种，接种时间可以不受限制。由于很多先天性畸形都是风疹病毒感染导致的，故而建议备孕前接种"麻腮风三联疫苗"。

1. 备孕前的注意事项

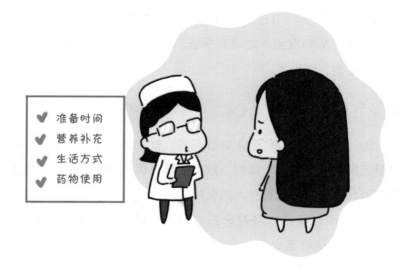

（1）备孕前的最佳准备时间需要多久

备孕是需要男女双方共同努力的事情，男精壮，女经调，方为有子之道。备孕前男女调整身心达到最佳状态，才能孕育出健康聪明的宝宝。精子和卵子的生成周期，均需要大概 3 个月，故而备孕工作应在妊娠前 3 个月开始。

（2）备孕期的营养补充需要注意什么

① 调整饮食结构。理论上来讲，备孕期无严格饮食禁忌，特殊疾病患者需遵医嘱。备孕期更应注意调整饮食结构，搭配合理，营养均衡，补充优质蛋白及膳食纤维、维生素等，如精瘦肉、蛋类、鱼虾、动物肝脏、豆制品、新鲜时令蔬果等。不能挑食、偏食，也不宜过于滋补。

② 补充叶酸。孕早期补充叶酸可以预防胎儿神经管畸形，孕期全程补充叶酸可以预防妊娠高脂血症。建议自孕前 3 个月就开始每天补充 0.4～0.8mg 的叶酸，并持续至整个孕期。同时多食用富含叶酸的食物，如动物肝脏、绿色蔬菜、新鲜水果、鱼、蛋类、谷物、坚果等。

（3）备孕期在生活方式方面有哪些注意事项

① 备孕期应戒除不良生活习惯，如抽烟、喝酒、熬夜等，尽量远离某些有害化学试剂、放射线辐射等不良环境。这些对生育能力和胎儿发育都有极大的影响。

② 如果以服用口服避孕药或放置避孕环的方法进行避孕，应在准备怀孕前至少 1 个月停止使用此类避孕器具，经历 1 次正常的月经，这期间可以更换为安全套避孕。

③ 为保障精子质量，非排卵期性生活的频率以每周 1～2次为宜。性生活过于频繁会导致精液量减少，精子密度及总数降低；禁欲时间过长会影响精子的活力，精子数量及畸形率也会增高。排卵期可根据情况适当增加性生活频率。

④ 调整体重。体重过轻或过重都会影响生育能力和怀孕成

功率。理想情况下，女性 BMI 在 18.5～23kg/m²，男性 BMI 在 20～25kg/m²。适度的运动有利于体重的调整，同时可以增强生育能力，改善生理功能。每周 3～5 次、每次 30 分钟的有氧运动就足够了，备孕期尽量避免高强度运动。

（4）备孕期药物及化学制品的使用需要注意什么

备孕期慎用药物。如果有糖尿病、甲状腺功能障碍、高血压等慢性疾病，应积极治疗，病情稳定之后，方可准备怀孕。需要长期服药治疗的慢性病患者，务必在专科医生指导下，及时更换为不影响母胎安全的药物进行治疗。为保障精子与卵子的质量，孕前 3 个月，夫妻双方都要慎用化学制品，包括不要使用含雌激素的护肤品，以及染发剂、烫发剂等不能确定风险的化学制品。

（5）备孕期还有哪些特殊的注意事项

① 调整心态，做好情绪管理。孕育是一件任重道远的"事业"，备孕是这项"事业"的起点。这不仅需要身体做好准备，还需要从心态上进行调整。为人父母，从此担负起新生命的一切，需要成熟的心态去思考和面对。平静的情绪有利于身体健康及家庭和谐稳定，备孕前减少压力，保证充足睡眠，改善心理状态，有利于自然怀孕，并能平稳度过孕期及产后这段特殊时期。

② 注重孕前检查。孕前积极进行健康检查，针对问题精准处理，避免不良孕产情况发生，以减少备孕夫妻身心损害。

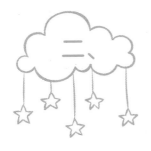

有过不良孕产史，要怎么重新备孕

不良孕产史是指发生过孕期流产、死胎死产、出生缺陷、新生儿或婴儿死亡及先天发育相关疾病的生育史。有过不良孕产史的女性，该如何避免再次发生？又该如何重新备孕？需要做些什么呢？

1. 明确病因——完善孕前检查

既往有过反复流产、胚胎停育等不良孕产史的女性，应当正确地去看待这个问题，而不是逃避。我们需要了解问题所在，规避可能发生的风险，因此需要完善孕前检查。检查包括女方抗凝检查（D-二聚体、蛋白 C、蛋白 S、同型半胱氨酸）、内分泌检查（性激素、抗米勒管激素、血糖、甲状腺激素）、免疫检查（抗磷脂抗体谱、抗 ENA 抗体、抗核抗体、风湿系列、不孕不育抗体、自然杀伤细胞)、生殖道畸形检查，以及双方染色体核型及传染病检查等。明确病因后，再进行对"因"治疗，尽可能将不良孕产的风险降到最低。

2. 夯实基础——注重孕前调理

中医向来重视治未病——预培其损，即重视未孕先防。中医认为，母体气血虚损，故不能滋养和固载胎元。高龄及有不良孕产史的女性往往肾气虚损，冲任不足，难以受孕，即使受孕也容易出现流产等不良孕产情况。因此，应在孕前调补气血，使气血充盛，夯实基础，从而孕时根基牢固，胎有所系。我国实施全面放开二孩政策以后，高龄孕产妇数量激增，不良孕产史的发生率也呈现上升趋势。因此，注重孕前调理，降低不良孕产史的发生风险是十分必要的。

3. 知己知彼——了解自身体质

我们知道，土地肥沃，才能长出好的庄稼。同理，孕妇气血充足，形体壮实，才能养育好的胚胎。那么，如何使土地肥沃呢？首先要了解土地的"脾性"，即自身体质，再通过孕前调理体质起到调摄气血、夯实土壤的效果。

中医体质学说是"治未病"思想的重要组成部分，通过孕前的体质辨识，对高危人群进行干预，从生活方式、膳食结构、情绪等方面调摄气血，可以预防或减少不良孕产事件的发生，对于孕后养胎及优生优育也大有裨益。

中华中医药学会制订的《中医体质分类与判定》自评量表（ZYYXH/T157-2009）对调查者近1年的体验和感觉进行体质判定，将体质分为平和质、气虚质、湿热质、阳虚质、阴虚质、气郁质、痰湿质、血瘀质、特禀质9种。平和质基本上就是一种健康的状态，除平和质之外的8种体质类型均为偏颇体质。偏颇体质中，女性血瘀质、阳虚质、气郁质明显多于男性。辨识体质，在药物调理、饮食保健方面给予指导，就等于落种前将土壤培育好，使生物有足够的物质基础，使其茁壮成长。

（1）总是觉得疲惫，是什么体质——气虚质

当代社会竞争激烈、生活节奏紧张、工作及学习压力过大，人们经常处于繁忙的劳务之中，劳则气耗，从而使人身心疲惫。当日常生活中容易出现乏力疲惫、语音低弱、气短懒言、头晕心悸、睡眠表浅等表现，则提示可能是气虚体质。气虚质女性起居勿过劳，运动宜柔缓，调理方面宜选用性平偏温、健脾益气的食物，如小米、大米、山药、莲子、白扁豆等。不宜多食生冷苦寒、辛辣燥热的食物。

（2）面部总是爱出油，是什么体质——湿热质

当今人们生活条件显著改善，嗜食肥甘厚腻，喜吃煎炸烧烤等食物或嗜好烟酒，少运动，易酿湿生热。湿热质临床常表现为面部或鼻部油腻、易生痤疮、口苦或嘴里有异味、大便黏滞不爽、女性白带色黄等。因此，平时日常饮食应少吃肥甘厚腻、煎炸烧烤等食物，少吃羊肉、辣椒等辛温燥烈的食物。经常参加户外活动和体育锻炼有利于改善湿热体质。

（3）总是觉得手脚冰凉，是什么体质——阳虚质

目前阳虚质人群较多可能与现代人喜冷饮、少户外运动、夏季过度使用空调等不良生活方式损伤阳气有关。阳虚质女性常表现为手脚发凉，胃、小腹、背、腰怕冷，正所谓"寒冰之地，不生草木；重阴之渊，不长鱼龙"，即寒凉冰冷的地方难以有动植物生长，宫寒的女性无以温养胞胎。

阳气对于维护胎元的稳定有不可忽视的作用，孕前可用菟丝子、巴戟天等药物补肾助阳，干姜、桂枝等药物温阳散寒以改善体质。也可食用羊肉、韭菜、栗子、核桃等。除药补、食补外，于小腹关元、气海、中极、子宫，小腿足三里等进行穴位贴敷、艾灸，也可补充体内阳气。

（4）总是容易紧张或者焦虑，是什么体质——气郁质

女性感情细腻，又常处于复杂繁忙的生活环境，如果秉性抑郁、事业不顺、家庭不和或者压力过大，均可导致气机郁滞不畅。气郁质常表现为精神紧张、多愁善感、易感到害怕或受到惊吓、胁肋部或乳房胀痛、无缘无故叹气、咽喉部有异物感。有不良孕产史的气郁质女性常因"屡孕屡堕"更加焦虑、烦躁，可以针刺三阴交等穴位，并配合推拿、八段锦等调理身体气机，调整情绪，释放压力，从而使气血平和，胎元安稳，即良好的心态会"好孕连连"。

（5）总是肤色暗沉，是什么体质——血瘀质

血瘀质多因气郁、阳虚、气虚、痰湿等因素导致瘀血内生，表现为肤色晦暗、口唇暗淡、舌质紫暗、多梦等。瘀血阻滞于胞宫，出现精卵不能结合，或者结合之后不能着床，或者着床后不能生长等问题。我们自身可通过适当的运动锻炼调节身体血液运行，也可配合中药调和气血。此外，也可按摩膈俞、气海、血海等穴位以促进血液循环。

（6）总是口干、唇干，是什么体质——阴虚质

若处于气候干燥的环境下或长期喜食牛、羊肉等辛热甘温食物，久则耗气伤阴。阴虚质可见手脚心发热、皮肤或口唇发干、容易便秘或大便干燥、眼睛干涩、口干咽燥、易醒。女性怀孕前注意少食辛辣之物，减少熬夜，避免耗伤阴血，可口服中药滋阴养血，平日也可选择百合、麦冬、石斛、五味子、枸杞子等代茶饮。

（7）总是觉得身体发沉，是什么体质——痰湿质

过食肥甘厚味、久坐等皆可促进痰湿质形成。痰湿质女性多表现为额部油脂分泌多、眼睑肿、口中黏腻、痰多、身体沉重、舌苔厚腻、早醒等，怀孕后易出现妊娠糖尿病、妊娠高血压等疾病。痰湿质的女性由于痰湿阻滞血脉，容易引起月经延后、月经量少，甚至闭经，一旦月经失调，又会加重痰湿体质，促生肥胖，气血不畅，形成恶性循环。除中药调理外，可选择陈皮、茯苓等足疗方、香囊以祛湿化痰；平日加强户外活动和体育锻炼。

（8）总是容易过敏，是什么体质——特禀质

先天禀赋不足、后天失其所养及变态反应频发等是特禀质的最主要特征。我们常说的过敏体质就属于特禀质。特禀质人群对外部环境的适应能力差，易受刺激发病，因对外界环境适应能力差，会表现出不同程度的内向、敏感、多疑、焦虑、抑郁等心理反应。因此，这类人群起居应有规律，保证充足的睡眠，积极参加各种体育锻炼，避免情绪紧张。

无论哪种偏颇体质人群，孕前均需将自身体质调至接近平和状态。不同体质有独特的调养方式，大家可以根据自身的体质状态，选择适合自己的饮食、运动、情志等生活方式，必要时可借助针灸、中药等医疗手段协助调理。

4. "小蝌蚪"的重要性——准爸爸也需完善孕前检查

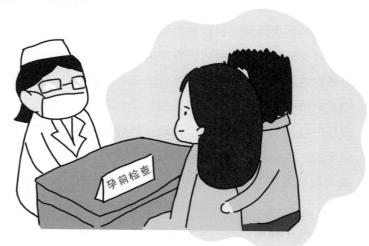

中医学认为，不良孕产史有母体、父方及胎儿三方面因素。胚胎作为父母精血相结合的产物，在母体内靠母体之精而自养，如果胎元不健，多由父母先天之精气亏虚所致，不单指母体一方面，父方的先天精气对胎元也有很大影响。父方的先天精气即指精子。因此，有过不良孕产史的女性需叮嘱配偶进行精液检查。

此外，男性需在备孕的前3个月至半年内戒烟，备孕的前3个月最好少喝酒甚至不喝酒，以保证精子的质量。精子由睾丸产生，而34～35℃的环境最适宜精子生存，因此不要刻意制造高温因素，诸如许多男性喜欢的桑拿浴，其实对精子都有不小的损伤。远离放射性物质及有毒物品，特别是在备孕期间，男女双方更应该注意相关药物的服用说明书。

5. 给"土壤"施肥——排卵后黄体支持

子宫内膜相当于胚胎着床的"土壤"，黄体支持可以理解为给"土壤"施肥。子宫内膜容受性是指子宫内膜对胚胎的接受能力，排卵后黄体分泌的孕激素可使子宫内膜进入分泌期，故排卵后黄体支持对子宫内膜容受性至关重要，黄体功能不足将无法满足子宫内膜允许胚胎植入和生长的条件。而且，孕激素在妊娠早期具有维持蜕膜化子宫内膜、松弛子宫平滑肌、改善子宫血液供应及免疫调节等重要作用。因此，排卵后的黄体支持治疗是十分必要的。目前常用的黄体支持药物包括黄体酮类、绒毛膜促性腺激素及雌激素。常用的给药途径有肌内注射、经阴道及口服给药等。

中医学理论认为，肾精充盈、肾气强盛是胚胎着床、发育甚至成功分娩的前提。菟丝子、续断等补肾药物能促进卵巢黄体的形成及胚胎的发育，加入中药可增强黄体支持的效果。

6. 如何判断 "中奖了"

如果备孕期间测量基础体温，发现基础体温呈双相型，而体温升高持续 18 日不下降，早孕的可能性大。

怀孕最常见的症状是月经后延，特别是对于有性生活、月经周期规律的女性，如果月经错后 10 天或者 10 天以上，需要考虑是否怀孕，可行妊娠试验检测，查血 HCG 或者尿 HCG。一般在受精后 7 日即可在血清中检测出 HCG，准确率高，而尿妊娠试验最早于同房后 14 天进行。超声检查是确定早孕部位及孕周的最准确方法，在孕 5 周可见宫内孕囊，孕 6 周可看到胎芽，孕 7 周可见胎心。超声检查也能判断胚胎发育是否正常，帮助月经周期不准的孕妇核对孕周。B 超检查还能早期发现宫外孕。

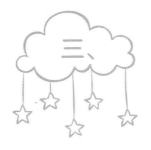

三、

上一次怀孕失利，这些
罪魁祸首你得警惕

你是否经历过孕期流产、胚胎停育、死胎、畸胎等失败的怀孕？生活中有很多女性朋友，在经历过上一次的不良孕史甚或多次流产后，会产生很大的心理负担。因此，对于这部分心理负担较大的女性，我们建议其做一个全面的检查。

要想使一颗种子成功发芽并且茁壮成长，必须具备以下条件：首先得有健康的种子，其次是充足的营养物质，最后还要加上合适的外界环境。孕育一个健康的宝宝如同播种种子一般，这三个环节中的任意一个环节发生异常，都有可能导致孕育失败或是生出不健康的宝宝。

导致反复孕育失败的罪魁祸首有染色体因素、免疫因素、血栓前状态、病毒感染、血型不合、内分泌失调、甲状腺功能减退、阴道炎及居住环境等。只有找出了导致怀孕失败的具体原因，才能"对症下药"，从而"药到病除"。

1. 染色体异常，一定是先天导致的吗

（1）无法正常萌发的"种子"

我们都知道染色体是遗传物质的携带者，不管是染色体数目异常还是结构异常，都可以导致遗传疾病的发生。但是你是否知道，不明原因的反复流产或胎停同样可能与染色体有关呢？道理其实很简单，来自女性的卵子与来自男性的精子各携带亲代一半的遗传物质（即染色体）结合为受精卵，任何一方携带的染色体出现异常，都会导致受精卵这颗"种子"变成不合格的"种子"，不能萌发成正常的"幼苗"。

（2）什么情况下需要做染色体检查

首先我们要明确夫妻中任何一方的染色体发生异常改变，都可能会影响其自身的生育能力或是导致胎儿的染色体出现易位、缺失等染色体异常，从而表现为流产、胚胎停育、死胎、畸胎等不良孕产史。而夫妻染色体异常的原因主要是结构异常，如易位、倒位等。以较为常见的染色体易位来说，染色体易位又分为相互异位和罗氏异位，相互异位主要表现为自然流产、胚胎停育或死胎史，而罗氏异位主要表现为自然流产、男性不育症、唐氏综合征。如果女方有多次自然流产、胚胎停育或者一直怀不上，建议夫妻一起进行染色体筛查，并且在怀孕后进行核型分析产前诊断。目前医学对染色体疾病尚无根治方法，因此要积极采取有效措施，在怀孕之后定期接受产检，避免不良妊娠。

2. 免疫因素——误伤胚胎的免疫反应

（1）母体自身的保护机制也可能误伤胎儿

据报道，复发性流产中有 30%～60% 胚胎染色体异常，部分由遗传因素引起，部分由环境因素所致。另据报道，复发性流产有 60%～70% 原因不明，目前研究认为与免疫因素有关，是母体排斥胎儿的结果。

导致复发性流产的免疫因素有很多，主要分为两大类。

① 自身免疫因素：自身免疫因素引起的复发性流产指的是母亲体内存在各种自身免疫抗体，对母体自身组织及胎盘产生攻击，进而引起流产。简单来说，就是母体内存在的免疫抗体"杀红了眼"，是非不分，不管是敌人还是自己人不加区别，一顿"乱杀"。

② 同种免疫因素：同种免疫因素导致的复发性流产要稍微复杂一些。妊娠是一次同种半异体移植的过程，只有胚胎被母体的免疫系统识别接受，才能不被攻击，在母体内顺利成长。而这个过程是建立在孕妇体内的免疫状态处于平衡的状态下，一旦这种状态失去平衡，那么胚胎就会被母体内的免疫系统识别为霸占领地的"敌人"，然后群起而攻之。总的来说，同种免疫因素是母体内的免疫失衡导致的，并且这种免疫因素所导致的复发性流产的比例在 50% 以上。

（2）"杀红眼"的自身免疫物质

关于免疫因素导致的复发性流产的治疗，需要对其机制有深入的了解才能准确地把握治疗方案。因此，在了解了免疫因素的大致分类及其概念之后，我们再来看导致复发性流产的具体因素，以及它们导致复发性流产的机制。自身免疫因素主要包括抗磷脂抗体（APL）、非组织特异性抗体和组织特异性抗体。

① 抗磷脂抗体（APL）：APL 不仅可以通过引起血栓形成导致中晚期复发性流产，还可以通过诱导滋养细胞炎症损伤导致早期复发性流产。

APL 能增加不良妊娠结局的风险，包括反复流产、早产、死胎、子痫、子痫前期、胎儿生长受限等。APL 可通过激活内皮细胞、血小板、单核细胞等具有凝血功能的细胞，抑制纤溶和蛋白 C 通路，诱导动脉、静脉血管及微循环中的血栓形成。既往普遍认为，APL 也可能引起胎盘血栓形成，导致胚胎缺血缺氧，进而引起妊娠并发症。

APL 可以作为危险相关分子模式结合滋养细胞表面的模式识别受体，进而激活滋养细胞的固有免疫，抑制滋养细胞增殖活力，降低滋养细胞的迁移和侵袭功能，诱导滋养细胞释放大量炎症因子，以及促进滋养细胞凋亡。

② 非组织特异性抗体：非组织特异性抗体容易引起全身性自身免疫疾病，如系统性红斑狼疮、干燥综合征等，容易引起流产、早产、子痫前期等妊娠并发症。此外，妊娠期间血清中皮质醇、雌二醇、孕酮等激素水平的变化会影响自身免疫疾病的进展。研究表明，妊娠期高水平的雌激素可通过激活 B 细胞介导的体液免疫途径加重系统性红斑狼疮等自身免疫疾病的病情，严重者可危及母婴生命。因此，自身免疫疾病患者需要在风湿免疫科和产科医生的联合指导下备孕。

③ 组织特异性抗体：组织特异性抗体包括甲状腺自身抗体、

抗精子抗体、抗子宫内膜抗体、抗卵巢抗体等。目前与复发性流产明确相关的是甲状腺自身抗体阳性。大量循证医学研究证明，甲状腺自身抗体阳性与流产有显著相关性，但这些关联的机制尚不清楚。甲状腺自身抗体阳性常伴有甲状腺功能减退或亚临床甲状腺功能减退，临床研究表明，甲状腺素治疗可减少甲状腺过氧化物酶抗体阳性女性早产的风险，增加活产率。

（3）如何帮助胎儿躲过免疫系统的"追杀"

幸运的是，免疫因素导致的复发性流产是可以通过医学干预预防的，目前主要有以下几种治疗方式以供参考。

① 免疫抑制剂：主要用于抗精子抗体、抗磷脂抗体及其他抗自身抗体阳性和患有自身免疫病的复发性流产者。多采用阿司匹林 25mg/d，泼尼松 5mg/d 等，临床上已取得一定的效果。

② 高压氧治疗：可以明显提高母体、胎盘和胚胎、胎儿的氧分压、氧含量，可以改善因子宫出血导致的胎供氧能力降低给胚胎或胎儿造成的缺氧状态。

③ 免疫疗法：1981 年，泰勒（Taylor）和比尔（Beer）等创立了复发性流产（RSA）主动免疫疗法，开辟了 RSA 治疗的新途径。此后，国内学者林其德等也将主动免疫疗法成功应用于 RSA 患者的治疗。主要的免疫原有丈夫或第三方的淋巴细胞、白细胞、单核细胞、全血、胎盘滋养层制剂等。目前多采用丈夫的淋巴细胞皮下注射。

④ 中医药治疗：目前有不少文献报道，中药可通过调节免疫蛋白、免疫因子等物质影响人体的免疫系统，比如口服中药治疗能够促进抗精子抗体、抗子宫内膜抗体转阴，进而改善复发性

流产患者的妊娠结局。中医治疗疾病的原则是辨证论治，因此应根据患者的不同临床表现给予不同的治疗方法及药物。

3. 血栓前状态——阻断胚胎生命之源的高凝状态

（1）什么是血栓前状态

血栓前状态是由于多种因素导致血液中凝血和抗凝血及纤溶系统功能出现紊乱。母体内的血液表现为高凝状态，从而具有向高血栓方向进展的血液学改变。研究显示，78% 的复发性流产患者至少有 1 项血栓前状态检测指标异常。约 66% 的复发性流产患者存在血栓前状态（血液高凝状态），表现为凝血-纤溶系统功能失调或障碍。

血栓前状态也可分为 2 种。一种是先天就有的遗传性血栓前状态，另一种是后天形成的获得性血栓前状态。

遗传性血栓前状态，顾名思义，是由与凝血、抗凝血及纤溶系统相关的基因发生突变导致的。例如，亚甲基四氢叶酸还原酶基因突变、活化蛋白 C 抵抗、凝血酶原基因突变（PT 20210A）、蛋白 C 和蛋白 S 缺乏、异常纤维蛋白原血症、高同型半胱氨酸血症等与凝血、抗凝和纤溶相关的基因突变。

正常妊娠期女性的血液处于高凝状态，如果同时存在遗传性血栓前状态等因素，可以导致胎盘微血栓、血流灌注不足，从而引发不良妊娠结局，包括自然流产、复发性流产、胎儿宫内发育迟缓、胎盘早剥及胎死宫内等。

获得性血栓前状态，主要由抗磷脂抗体综合征（APS）、获得性高半胱氨酸血症及机体存在的各种引起血液高凝状态的疾病等导致。

（2）血栓前状态与复发性流产剪不断理还乱的关系

血栓前状态与复发性流产是一系列连锁反应。怀孕女性体内的高凝状态明显会导致两个结果，一是启动凝血瀑布机制，在绒毛、胎盘蜕膜、脐带等处形成血栓，从而造成胎盘血液循环障碍，灌注不良，胚胎缺血、缺氧，最终导致胚胎死亡，进而引起流产。二是激活继发性纤溶系统，随着流产次数增加，进一步加剧血液高凝状态、纤溶系统亢进，从而增加流产风险，形成一个恶性循环。

现阶段对于血栓前状态尚未有规范化的诊断标准，主要通过活化部分凝血活酶时间（APTT）、血浆凝血酶原时间（PT）、D-二聚体（D-dimer）、凝血酶时间（TT）、血小板聚集率及血清同型半胱氨酸（Hcy）等项目检测进行诊断。

（3）如果不幸发生血栓前状态怎么办

目前来说，中西医均有相关的治疗方案。西医目前以抗凝为治疗复发性流产血栓前状态的主要手段。临床常用的抗凝剂有低剂量阿司匹林、低分子肝素等，单独或联合用药。对于近期有静脉血栓表现但未妊娠的患者，建议由血管外科、风湿免疫科等相关学科治疗，治愈后 6 个月方可再次妊娠。西医学专家建议孕前、孕期、孕后均应严格按照病史及化验结果的不同给予抗凝治疗。

中医学以肾虚血瘀为血栓前状态的主要证型。中医学认为，肾气虚、肾阴虚、肾阳虚均可导致血瘀，孕后精血下聚于子宫以滋养胞胎，若瘀血内阻，冲任不通，故胞宫难得精血濡养，并且随着胎元生长，气血运行阻力增加，又加剧瘀血留滞胞中，阻碍新血归经，最终不能养胎，致胎元不固。其相应治法为补肾活血，多数补肾方剂以基本方寿胎丸（菟丝子、桑寄生、续断、阿胶）为基础进行加减。常用杜仲、白术、党参等药辅助，共奏补肾安胎、补气健脾之功。适当使用和血药和效用缓和的活血药，如当归、川芎、丹参、赤芍、茜草、益母草等。此外，还有针刺、艾灸等治疗方式，通过整体调节，可以显著改善或补充单纯应用西药的不足。

4. 从天而降的"外来刺客"——病毒感染

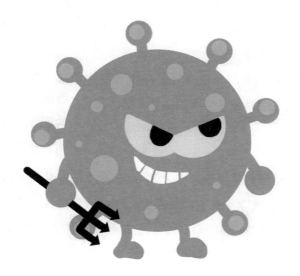

（1）外来的隐形刺客

病毒感染也是造成流产的重要因素之一。有文献报道，主要已知的病原体感染如单纯疱疹、柯萨奇病毒、人乳头瘤病毒、巨细胞病毒（HCMV）等均与流产有关。巨细胞病毒是目前最为常见的造成孕妇及胎儿宫内感染的病毒。HCMV 感染造成的危害较大，孕妇如在孕早期发现 HCMV 感染，则病毒可能通过胎盘或产道感染胚胎，导致流产、早产、死胎、畸胎、新生儿发育迟缓、新生儿先天缺陷等。因此，我们重点介绍巨细胞病毒。

（2）病毒是如何偷袭胎儿的

HCMV 感染在人群中非常普遍，可高达 90% 以上，而且大多数为潜伏感染，大多女性感染后只是携带病毒而不表现出任何可察觉的症状。在怀孕期间，母体免疫处于抑制状态，而自身免疫应答功能弱，导致母体携带的 HCMV 被激活，HCMV 就会在这时乘虚而入，造成母体活动性感染。在怀孕的早期，胎儿的保护墙——血胎屏障还未完全建成，病毒就可以不费吹灰之力穿过胎盘，偷袭胎儿。侵入的病毒会对胎儿重要的系统和器官造成一系列的致命伤害，如中枢神经系统、心血管系统、肺、肾等。

（3）揪出作恶多端的病毒迫在眉睫

因为 HCMV 感染所导致的不良妊娠结局还没有有效的治疗方案，所以如果你曾有不良妊娠史，那么我们建议，在孕前，夫妻都应进行 HCMV 及与优生有关方面的检查，并在孕前排除HCMV，防止孕后病毒对宫内胎儿产生影响。做到早期发现，早期诊断，积极治疗，防止潜伏性感染的再次激活。

目前，对 HCMV 感染进行诊断的方法主要有以下几种，包括在外周血、体液、分泌物等标本中进行病毒的分离培养，以及外周血 HCMV-DNA 的 PCR（聚合酶链反应）检测，其中外周血 HCMV-DNA 的阳性表达被认为是早期诊断巨细胞病毒感染的有效指标。

5. 真的会有血型不合一说

（1）我居然跟我亲生的孩子血型不合

母儿血型不合也是一种免疫反应，它发生于孕妇和胎儿之间，会导致反复流产、早产、胎儿畸形、重度贫血、胎儿水肿和死胎等严重后果。

（2）你了解两类主要的母儿血型不合吗

母儿血型不合主要有 ABO 和 Rh 两大类血型不合，其中 ABO 血型不合比较多见。

① ABO 血型不合：ABO 血型不合主要因为胎儿是由受精卵发育而来的，同时接受了一半父亲和一半母亲的基因。若胎儿父亲的血型与他的母亲血型相斥，胎儿的红细胞恰好携带来自父亲基因的抗原，胎儿的红细胞就会诱导母体的免疫系统启动，产生相对应的抗体。这些抗体从母体的血液经过胎盘进入胎儿的血液，就会对胎儿的红细胞发起攻击，导致反复流产或者引起新生儿溶血等后果。

② Rh 母儿血型不合：Rh 母儿血型不合是因为少部分比较

敏感或者胎盘不致密的 Rh 阴性血女性，在接受抗原刺激（如接受不同 Rh 血型输血或分娩过 Rh 阳性的新生儿）之后，产生了相应的抗体。在再次孕育 Rh 阳性的胎儿时，母体的抗体会破坏胎儿的红细胞，导致胎儿溶血。

（3）什么时候需要排除不良孕史是母儿血型不合在作祟

当出现以下几种情况时，你就需要去医院做个检查排除既往怀孕失败是由母儿血型不合导致的可能性了。既往有重复性流产、早产、胎死宫内史，分娩过新生儿溶血病儿、核黄疸后遗症病儿，或母亲接受过输血者。这些人群应在未孕或孕早期检测血型及免疫抗体，以控制抗体效价上升。

（4）几种母儿血型不合检测方法

针对 2 种不同的母儿血型不合，主要有以下几种检测方法。

① ABO 母儿血型不合：对血清抗体进行检验，依据结果明确诊断，故对疑似病例需在早期开始检测工作，以便为病程阻断及治疗创造条件。为防止新生儿发生溶血性疾病，应在未娩出胎儿前，测定 O 型血孕妇的血清，得出抗体效价比例，＞1：64 者需制定有效方法积极治疗，以降低因母儿血型不合引起的溶血性疾病发生率。

② Rh 母儿血型不合：超声监测；大脑中动脉血流监测；孕期血型抗体监测；羊水胆红素检查等。

（5）母儿血型不合的中西医治疗

① 西医治疗：物理治疗（光照疗法、给氧）；药物治疗（维

生素 C、维生素 E，丙种球蛋白）；血浆置换；宫内输血；主动免疫治疗：有学者对不明原因的复发性流产患者进行主动免疫治疗，即将其丈夫或第三方的淋巴细胞在女方前臂内侧或臀部做多点皮内注射，妊娠成功率可达 86% 以上。

② 中医治疗：中医学认为，血型不合导致的不良妊娠以脾肾两虚为本，湿瘀蕴结为标。孕妇因脾虚运化失利，湿浊不化，蕴而化热，湿热与血搏结，加之肾虚冲任亏损，冲任失和，胎失所系，导致胎漏、胎动不安、滑胎、堕胎。同时，湿热熏蒸，致胎儿肝失疏泄，胆汁外溢而发生黄疸。根据该病病因病机，以补肾健脾、清热利湿为治疗方法。以茵陈蒿汤加减结合西医治疗能显著提高母儿血型不合并发复发性流产患者的活产率，能明显降低 IgG 血型抗体的滴度及新生儿血清胆红素，有效抑制 IgG 血型抗体对胎儿的损害，降低新生儿溶血病、高胆红素血症及流产的发生，且无不良反应。

6. 内分泌失调，真的不可以说说而已

（1）内分泌失调竟可致不孕

内分泌失调是女性最常见的激素紊乱状态。内分泌失调原本在围绝经期女性的发生率较高，但是随着人们生活节奏的加快、生活压力的增大，越来越多的年轻女性也开始患病。

内分泌失调有可能使育龄期的年轻女性不孕。因为内分泌失调可导致卵巢功能异常，致使下丘脑-垂体-卵巢性腺轴激素系统异常，从而导致卵巢无法正常分泌性激素，使得各性激素间难

以维持良好平衡，最终引发排卵障碍，导致不孕。

如果你有过不良孕史又伴见闭经、肥胖、多毛、月经紊乱、卵巢多囊样改变、排卵异常等相关的临床表现，以及患有甲状腺功能异常、糖尿病等内分泌疾病，或者平素情绪紧张、情绪波动过大，那可能要考虑一下是不是内分泌失调在作祟。

（2）这些原因容易诱发内分泌失调

① 环境：女性如果在分娩、妊娠、月经等特殊时期被外邪侵入，会在风、热、暑、寒、湿等影响下造成气机失调。

② 年龄：在年龄逐渐增长后，肾气也会渐衰，阴阳失衡，易致内分泌失调。

③ 营养不良：如果长期摄入的营养不足或不均衡，会影响内分泌系统功能。

④ 情志失调：长期情绪不稳、思虑过多、急躁等消极情绪，会影响气血运行，造成气机逆乱，最终导致内分泌失调。

（3）内分泌失调建议中西医结合治疗

内分泌是人体较为重要的一个调节系统，主要负责人体的代谢循环和生长发育等。它一直处于动态平衡中，一旦这种平衡被打破，就会出现各种问题。多个研究表明，采用中西医结合的方式治疗内分泌失调，西医治标解决迫在眉睫的问题，中医治本循序渐进地处理病根，中西医结合，标本同治，能够取得更为理想的效果。

① 西医治标：西医主要以药物干预为主，且多倾向于雌激素或促排卵药物治疗，临床针对该病症的常用促排卵药包含绝经

期促性腺激素、卵泡刺激素、促性腺激素释放激素等。

②中医治本：中医学认为，内分泌失调与机体血瘀气滞有直接联系，因此治疗当以益气补肾、调节气血为目标。治疗分为经前期、经初期、经间期及经后期4个时期，每个阶段采用不同的汤剂进行活血调经、滋阴养血、疏肝补肾等治疗。

1. 胚胎发育关键原材料的丢失：甲状腺功能减退

（1）出现以下症状你可能需要警惕甲减了

如果你存在以下几种情况，年龄≥30岁、妊娠次数≥2次、产次≥3次、有自然流产史、有妊娠高血压、有妊娠糖尿病、甲状腺过氧化物酶抗体（TPOAb）阳性及低碘摄入，或者上一次失败的妊娠期间存在记忆力减退、反应迟钝、嗜睡、肌无力、情绪抑郁等症状，那我们建议在这次备孕之前，提早检查甲状腺功能，看看是不是得了甲状腺功能减退症（简称甲减，下同）。甲减的检查结果主要表现为T_3、T_4、FT_3、FT_4降低，同时伴TSH升高。亚临床甲减是指甲状腺激素（T_4、T_3、FT_4、FT_3）正常而TSH升高的情况，多不伴有明显的临床甲减表现。根据以上检查结果，再结合既往甲状腺手术、放射治疗或桥本甲状腺炎、甲状腺肿大及TPO抗体阳性病史，有乏力、声音嘶哑、黏液性水肿、表情淡漠、言语及精神迟缓等主要症状和体征，就能基本确定是甲减了。

（2）甲减对妊娠的影响有多大

妊娠期甲减对母体的免疫系统、内分泌系统等有诸多不良影响，引起妊娠期并发症和不良妊娠结局。甲状腺功能检查也是孕早期常规检查项目，因为妊娠期甲减会对孕妇甲状腺功能水平产生明显的影响，由于孕妇在孕期的胎盘激素分泌较多，使得下丘脑－垂体－甲状腺轴的各功能受到影响，导致孕妇的甲状腺功能出现异常；再加上孕期肾小球过滤加速，使孕妇流失大量碘。同时，随着孕期雌激素的不断分泌，对甲状腺结合蛋白形成刺激，也会导致孕妇的甲状腺功能下降。当母体甲状腺激素水平过低或过高时，会影响胎儿胎盘的正常发育，可能会造成胎儿畸形、智力障碍等。这就是说，如果你本身就有甲减，那么在怀孕期间流产的可能性会增大，而且就算能成功妊娠，生下来的宝宝可能也是不健康的。因此，建议在备孕前检测一下甲状腺功能，以预防在孕期出现甲减的情况。

（3）甲减的女性什么时候能够再次备孕呢

对于既往因甲减导致复发性流产的育龄期女性，需要在应用左旋甲状腺素治疗，使 TSH 维持在正常水平后，再进行备孕。具体治疗的目标：血清 TSH 0.1~2.5mU/L。

8. 不太合规的"育婴室" ——子宫畸形

不是所有女性的子宫都是合格的"育婴室"，部分女性往往会因为某些因素导致子宫畸形，而子宫畸形往往不容易被察觉，因为它基本不会表现出症状，但是会对妊娠造成很大的影响，包括流产、早产、低出生体重儿、胎膜早破、胎先露异常、剖宫产率增加等，严重的可出现子宫破裂、产后大出血、围生期胎儿死亡率增加等。

（1）子宫畸形你中招了吗

子宫畸形可以分为先天性畸形和后天性畸形。

先天性子宫畸形是子宫先天性发育异常的疾病，根据子宫缺损的具体状况，可分为双角子宫、单角子宫、残角子宫、纵隔子宫、弓形子宫等，不同形态的子宫对个体的影响会存在差异。后天性子宫畸形主要是由宫腔粘连、子宫内膜息肉、子宫肌瘤、宫颈功能不全导致的。

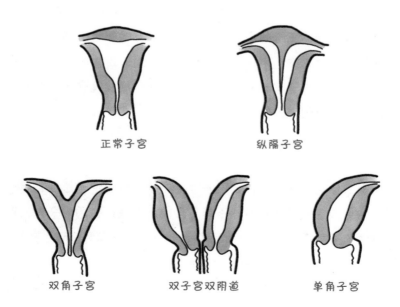

正常子宫　　　　　　纵隔子宫

双角子宫　　　双子宫双阴道　　　单角子宫

（2）子宫畸形是如何造成不良妊娠的

① 畸形子宫内膜发育不良，影响胚胎着床及发育，宫颈肌层薄弱，容易合并宫颈功能不全，导致流产、早产、胎膜早破等。

② 畸形子宫的宫腔形态及血管分布异常，血供不足，空间狭小，容易合并胎位不正、胎儿生长受限甚至新生儿窒息等并发症。

③ 畸形子宫肌层薄弱，神经分布不均匀，影响子宫收缩的对称性和极性，导致子宫收缩乏力，分娩时容易出现滞产、胎盘胎膜残留及产后出血等并发症。

（3）孕前筛查，为胎儿准备一个合格安全的家

宫腔是胚胎种植的重要场所，宫腔异常也是复发性流产发生的重要原因。探明宫腔情况并采取相应干预措施，可在一定程度上减少复发性流产率。目前的检查方法主要包括宫腹腔镜联合、宫腔声学造影、三维超声、二维超声、子宫输卵管造影、磁共振成像等，其中二维超声、子宫输卵管造影由于操作简单且容易被接受，是先天性子宫畸形的初筛手段，而宫腹腔镜联合、宫腔声学造影、三维超声、磁共振成像可以确诊子宫畸形。

（4）修复子宫畸形的多种手段

那么你可能要问了，如果子宫存在畸形就一定无法拥有属于自己的健康宝宝了吗？当然不是。目前，即使存在因为子宫畸形而导致的不良妊娠，通过手术手段，也是有可能顺利怀孕生产的。

① 一线选择：宫腔镜及腹腔镜手术。

宫腔镜及腹腔镜手术创伤小、术后恢复快、住院时间短、再

次妊娠所需时间短，普遍应用于子宫畸形的治疗，成为子宫畸形治疗的一线选择。

② 二线保障：超声及腹腔镜监测技术。

该技术运用于宫腔镜手术中以明确诊断，提高手术安全性，弥补宫腔镜手术的局限性。

9. 大月份流产，你的宫颈功能检查了吗

宫颈功能不全（CI）是导致妊娠中晚期流产和早产的常见原因之一，主要由子宫颈的先天性发育异常或后天损伤性的功能缺陷所致，临床特点为孕中期无痛性子宫颈扩张，羊膜囊膨出和（或）胎膜破裂，最终导致晚期流产和早产。

（1）以往怀孕出现过这些症状，小心宫颈功能不全

CI 临床症状非常隐匿，无特异性，可以表现为孕中期突发的黏液样分泌物的排出，可以伴有少量见红和下腹酸胀或下坠感，但无规律性腹痛，使用窥器检查才可见宫口扩张，胎囊不同程度地凸出，最终导致流产或早产，有部分患者就诊时已经发生胎膜早破。

（2）如何避免后天性宫颈功能不全

原发性 CI 较少见，临床大多为继发性或后天获得性。后天获得的 CI 的高危因素包括晚期流产史、分娩、引产等所致子宫颈损伤，子宫颈电热圈环切术史，冷刀锥切术史，多次扩宫，生殖道发育异常，宫内雌激素暴露，多囊卵巢综合征等。所以，如

果你有过以上高危因素，那么最好评估一下宫颈功能。

（3）宫颈功能不全的诊断

根据国际常用诊断标准，既往有中孕期流产或早产病史，体格检查见羊膜囊凸出宫颈口，超声检查提示宫颈扩张或缩短（小于 25mm），非孕期宫颈扩张棒试验阳性等，即可以确诊 IC。

10. 普普通通阴道炎，也会危害宝宝的健康

（1）重新认识阴道炎

阴道炎由各种病原体感染引起。患阴道炎的女性多数表现为外阴及阴道黏膜红肿、瘙痒等不适反应，严重者还会因搔抓产生局部性皮肤溃疡糜烂情况，阴道内会产生异常的分泌物。3 种最常见的感染性阴道炎为假丝酵母菌性阴道炎、滴虫性阴道炎和细菌性阴道炎。不同的病原体感染，症状也会有差别。如假丝酵母菌性阴道炎白带稠厚，色白，无异味；滴虫性阴道炎白带呈黄绿色，泡沫状，有臭味；细菌性阴道炎白带呈白色或灰色，有烂鱼肉样气味，白带稀薄；萎缩性阴道炎白带呈白色或带血丝，有恶臭味。

（2）小小阴道炎也可能对宝宝造成大伤害

阴道炎是一种非常常见的妇科疾病。有研究表明，女性一生中至少会感染 1 次阴道炎。但就是如此普通的阴道炎，如果发生

在怀孕期间，却能对胎儿造成伤害。妊娠期间阴道感染，会降低阴道黏膜屏障功能，若致病菌上行，这些感染会经胎盘传播，对孕产妇和新生儿造成不良影响。导致不利的妊娠结局，如早产、胎膜早破、先兆子痫、流产、胎儿生长受限、低出生体质量、死产及新生儿败血症等。

（3）消除诱因方能釜底抽薪

前面我们说过，阴道炎虽然很常见，但可能会对胎儿产生不良的影响。好消息是如果平时注意生活习惯，阴道炎也是可以预防的。研究表明，阴道炎的发生与阴道清洁次数、内衣裤混洗、卫生习惯差、精神压力大、久坐等密切相关。因此，我们建议：

① 加强日常运动，多食用新鲜水果、蔬菜等提高机体免疫功能，增强对外来入侵病原菌的抵抗能力。

② 提高对阴道卫生的重视度，早晚清洗阴道，提高阴道清洁度。

③ 日常应将内衣、内裤、袜子等分开清洗，同时采用开水烫的方法清洗内裤，避免内裤附着病原菌导致阴道炎的发生。

④ 避免久坐，避免憋尿。

11. 你居住的环境安全吗

（1）物理因素

物理因素主要是放射性物质，也就是我们常说的辐射。生活中最常见的辐射多来自无处不在的电脑、手机等电子产品。那么它们都有什么危害呢？有大量的实验研究表明，精子和卵子在接触到放射性物质之后会出现畸形，导致自然流产率增加。因此，备孕期间夫妻双方要避免放射性检查，尤其注意电子产品的使用，以及做好防护措施。

（2）化学因素

能够影响或导致流产的化学因素比物理因素多。

① 一些金属，如铅、汞、砷等可以通过不同的途径进入人体，从而影响胚胎发育，导致畸形率增加，流产的风险也增加。

② 化学物质如二溴氯丙烷、二硫化碳、苯、甲苯、二甲苯、氯乙烯等可导致流产、死胎、畸形、发育迟缓及功能障碍。

③ 常用的化妆品及烫发染发剂中含有很多物质，如无机重金属（铅、镉、汞、砷等）、防腐剂（甲基氯异噻唑啉酮、甲基异噻唑啉酮、苯甲醇、苯氧乙醇）、增塑剂、香料、激素及抗生素等。备孕期间及孕期经常使用美容美发类化学产品，可能导致这些物质在体内蓄积，引起胚胎或胎儿染色体突变，最终导致稽留流产或早期自然流产。

④ 建筑装修材料中的有害成分主要包括甲醛、氨、苯及苯系物、氡、总挥发性有机物及石材放射性等。夫妻双方长期接触装修材料有害物质（包括甲醛、苯、甲苯、二甲苯等）也是引起复发流产的重要环境因素。

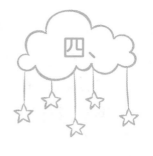

四、

饮食问题、叶酸服用、潜在风险，注意这三项，宝宝更健康

1. 备孕饮食应当注意什么

《中国妇幼人群膳食指南（2016）》指出，备孕女性的营养状况直接关系着孕育和哺育新生命的质量，并对女性及下一代的健康产生长期影响。准备怀孕的女性应使健康与营养状况尽可能达到最佳后再怀孕。

备孕女性的膳食应在一般人群膳食的基础上，及时补充铁、碘和叶酸，同时禁烟酒，注意调整孕前体质量至适宜水平，保持健康的生活方式。要做到食物多样，以谷类为主；吃动平衡，保持健康体质量；多吃水果、蔬菜、奶类、大豆；适量吃鱼、禽、蛋、瘦肉；少盐，少油；同时选择新鲜卫生的食物和适宜的烹调方式，保障饮食卫生。

（1）均衡营养

胎儿在母体内发育最重要的时期是孕期前3个月。这个时期，胎儿各个重要器官，如心、肝、胃、肠和肾等分化并发育，且大脑也在急速发育。因此，在这一关键时期，胎儿必须从母体获得足够而全面的营养，特别是优质的蛋白质、脂肪、矿物质、维生素。如营养不足，会妨碍胎儿的营养来源，很大部分就只能依靠孕妇体内的储备。许多营养素在人体内的储备期限是相当长的，比如脂肪能贮存20～40天，维生素A能贮存长达90～356天，维生素C能贮存60～120天，铁为125天，碘为1000天，钙的贮存时间最长，达2500天。因此，孕前营养素储备的多少，直接影响到胎儿的早期发育。

对于健康的备孕夫妻，孕前3个月左右就应当开始加强营养；对于体质瘦弱、营养状况差的夫妻，孕前加强营养更为重要，需要更长的时间，最好在孕前半年左右就开始。

下面是来自2022年《中国居民膳食指南》之备孕女性的日健康食谱，请您收下：

薯类50g，谷类200～250g。

蔬菜类300～500g，其中深色蔬菜占一半以上，每周至少食用一次海藻类。

水果类200～300g。

肉禽蛋鱼类130～180g，其中蛋类50g，鱼虾类40～65g，畜禽肉40～65g。

奶类300g。

大豆15g，坚果10g，碘食盐5g，油25g。

（2）无微（维）不至

除营养素外，微量元素和维生素对备孕女性来说也是至关重要的。充足的微量元素储备有利于成功怀孕，降低发生不良妊娠的风险。维生素是人体必需的营养素，维护着身体的健康，维持着生命的延续。维生素缺乏影响受孕及胎儿健康。所以，备孕女性须多元、合理补充微量元素和维生素。

铁是生成红细胞的主要原料之一，孕前需要充分储备。孕前缺铁性贫血很可能会影响到孕期，导致孕妇出现贫血症状，引起胎儿宫内缺氧，出生后易患缺铁性贫血等。因此，为了母体和孩子双方的健康，备孕女性应在孕前每天摄入 15～20mg 的铁。多食动物血、肝脏、瘦肉、菠菜、蛋黄、豆类等含铁丰富的食物，同时摄入含维生素 C 较多的蔬菜和水果，提高膳食铁的吸收与利用。

锌在人体含量仅次于铁，对人体生长发育、免疫调节、维生素的利用等起着极其重要的作用。备孕女性每天需从饮食中补充 12～16mg 的锌。

碘也是人体重要的微量元素。碘缺乏会引起甲状腺激素合成减少，导致甲状腺功能减退，影响新陈代谢及蛋白质合成，并对儿童智力发育造成不可逆的损伤。有研究表明，女性怀孕前和孕期碘摄入量低于 25μg/d 时，新生儿可发生克汀病。碘缺乏患者在孕早期补碘对其胎儿的益处明显大于孕晚期补碘，孕前和孕期良好的碘营养状况可预防碘缺乏对胎儿神经系统和体格发育的不良影响。美国甲状腺协会、内分泌协会和美国儿科学会都建议计划怀孕或正在怀孕或哺乳的女性每天补充 150μg 碘。《中国居民膳食指南》推荐普通成年人每日含碘食盐摄入量 5g，可摄入碘约 100μg，基本达到成年人的推荐量。考虑到早孕反应的影响，建议备孕期和孕期女性除食用碘盐外，每周摄入 1~2 次富含碘的海产食品，如海带、紫菜、贻贝、海鱼等。

维生素种类丰富，不同维生素在人体起不同的作用。比如，维生素 A 可维护视力和皮肤健康，增强机体对细菌的抵抗力；维生素 B 参与能量代谢，在孕期还有减轻胃部不适、促进食欲、减少妊娠反应等作用；维生素 C 可保护细胞组织免受氧化损伤，增强免疫力，防止维生素 C 缺乏病（坏血病）和牙龈出血；维生素 D 可促进钙的吸收；维生素 E 在孕早期有保胎、防止流产的作用；叶酸有助于红细胞的生成，防止巨幼红细胞性贫血和胎儿神经管畸形。

维生素的补充不单针对备孕女性，备孕男性同样需要注意。研究发现，维生素 A 能使精子的活动能力增强；B 族维生素与男性睾丸的健康有着直接而密切的关系；维生素 C 能减少精子受损的危险，提高精子的运动性；维生素 D 能提高男性生育能力；维生素 E 有调节性腺和延长精子寿命的作用，改善血液循环，可以提高毛细血管尤其是生殖器部位的毛细血管的运动性，可提高性欲，促进精子的生成。

通过饮食补充维生素，就看看这些：

维生素 A：动物的肝脏、蛋黄、奶油、胡萝卜、绿叶蔬菜等。

B 族维生素：谷类、豆类、坚果类、猪瘦肉及动物内脏。维生素 B_1：动物内脏及蛋、奶等。维生素 B_6：动物内脏；全谷物，如燕麦、小麦麸等；豆类，如豌豆、大豆等；坚果类，如花生、核桃等。

维生素 C：所有绿色蔬菜、西红柿、菜花、猕猴桃、鲜枣、草莓、橘子等。

维生素 E：麦胚油、玉米油、花生油、香油、豆类、粗粮、坚果类、芝麻。

当正常饮食无法满足体内所需的营养时，补充复合维生素也是一种有效的途径。不过，为了避免过量服用某些维生素危害胎儿发育，您需咨询专业妇科医生，选择适合的维生素，以使备孕夫妻在孕前摄入适量的维生素，帮助健康受孕。

（3）今天您吃对了吗

一般情况下，每日吃三餐，每餐所摄取的热量应该占全天总热量的三分之一左右，早餐应该占 25% ~ 30%，午餐占 40%，晚餐占 30% ~ 35%。

早餐要吃好：一日之计在于晨，早餐对一天的工作和学习来说非常重要。早餐所供给的热量占全天的 30%，可以供给人体所需的能量和营养素，提高工作和学习效率。早餐的最佳进餐时间在 7 ~ 9 点，在胃经当令时进行。早餐前适量饮水，不仅可补充一夜流失的水分，还可以清理肠道。早餐尽量要做到营养全面，谷物、蛋白质、脂肪不可缺少，因早餐摄入维生素吸收率最高，蔬菜、水果都要尽量涵盖，以清淡、营养均衡、能量不要过高、水分充足为主要原则，进行合理的早餐膳食搭配即可。早餐不宜过冷，宜清淡，忌油腻。

午餐要吃饱：一日之中，不同年龄、不同体力的人午餐热量应占他们每天所需总热量的 40%。午餐关系到一下午的精神和身体状态，因此午餐要吃饱，8~9 分饱即可。午餐的最佳进餐时间在 12~13 点，12 点是胃酸分泌最为平衡的时间，且在 13 点小肠经当令前吃饭，有利于肠胃的消化和吸收，所以午餐一定不要吃得太晚。午餐讲究荤素搭配，健康的午餐应以五谷为主，配合大量蔬菜、瓜类及水果，适量肉类、蛋类及鱼类食物，并减少油、盐及糖分等。营养午餐还得讲究 1∶2∶3 的比例，即食物分量的分配：六份中一份是肉或鱼或蛋类，两份是蔬菜，三份是米或面或粉。午餐中的三低一高也是需要特别注意的，即低油、低盐、低糖及高纤维。午餐推荐主食根据三餐食量配比，应在 150~200g，可在米饭、面制品（馒头、面条、大饼、玉米面发糕等）中间任意选择。副食在 240~360g，以满足人体对无机盐和维生素的需要。午餐要想保证充分的能量，含蛋白质、维生素和矿物质的食物必不可少。副食种类的选择很广泛，如肉、蛋、奶、禽类、豆类制品、海产品、蔬菜类等，按照科学配餐的原则挑选几种，相互搭配食用。一般宜选择 50~100g 的肉禽蛋类，50g 豆制品，再配上 200~250g 蔬菜，使体内血糖继续维持在高水平，从而保证下午的工作和学习。午餐前半小时，最好吃些水果。餐后，最好喝点酸奶促进消化。

晚餐要吃少：一般而言，晚餐所提供的能量建议不超过全天所需能量的 30%。现在大多数人吃晚饭的时间一般都超过了最佳的 18 点，且晚上吃完饭后一般都不会运动，摄入的能量远超过需要消耗的能量。如果晚饭吃得过于丰盛，到睡觉之前，胃都很难把这些食物消化完。中医说"胃不和则卧不安"，晚饭吃得过多、过于丰盛，不仅会长肉，还会影响睡眠。因此，晚餐最好是清淡的，以粥类、汤类为主，避免摄入过多油腻的食物。要注意食物的多样性，适当增加粗粮和蔬菜的比例，以帮助增加胃肠动力。晚餐注意事项：①晚餐进餐时间尽量不要晚于 20 点，要给脾胃足够的消化时间。②避免食用过多生蔬菜，否则容易导致脾胃受寒，尽量选择水煮或者蒸、炒蔬菜。③晚餐后避免吃甜品，过于甜腻的食物会给脾胃消化带来负担，糖分也容易转化为脂肪，造成肥胖。

对于夜班、加班工作的人，不仅晚餐要吃得稍饱一点，也应适当加一点夜宵，晚餐后 2 小时喝一杯牛奶，吃几片饼干或者吃一个苹果，都可以填饱饥腹，增加热能，保持精力。

（4）远离不健康饮食

快节奏和便利的生活产生了很多饮食方式，例如快餐、外卖，但这类食物油较大，口味大多较重，如果女性长期食用这类食物会造成体内脂肪摄入过多、维生素不足、体内肾上腺素分泌量增加，最终导致性激素分泌失调，久之则造成生殖系统功能失调，进而影响受孕质量。因此，备孕的女性想要拥有高质量的卵子，就要从备孕期开始注意饮食，改善饮食习惯。除之前我们提倡的健康饮食外，还有如下需要避免的不健康的食物及饮食习惯。

从备孕开始就要尽量在家做饭，合理搭配饮食，将身体调整为最佳状态，更利于卵子的发育。尽量避免高糖、高油、高盐、辛辣等饮食，这类饮食会给身体造成较大的负担，影响卵子的质量；尽量避免饮用含咖啡因及酒精的饮品，以免不良刺激降低卵子质量。有长期饮酒习惯的女性可逐渐减少饮酒量，慢慢调整成健康的饮食习惯。

【饮食七戒，您戒对了吗】

① 忌常吃高糖食物：备孕女性经常食用高糖食物，容易引起体重增加，同时容易引起蛀牙，甚至引起糖代谢紊乱，在孕期极易出现妊娠糖尿病，不仅危害孕妇的健康，还会影响胎儿的健康。

② 忌过食辛辣食物：过食辛辣食物可以引起正常人的消化功能紊乱，出现胃部不适、消化不良、便秘，甚至发生痔疮。尤其是想怀孕的夫妻，孕前吃辛辣的食物，如果出现消化不良会影响营养素的吸收，还可能出现便秘、痔疮。

③ 远离咖啡及含咖啡因的食物：研究表明，咖啡对受孕有直接影响，每天喝 1 杯以上咖啡的育龄女性怀孕的概率是不喝咖啡者的一半。国外专家认为，咖啡因作为一种能够影响女性生理变化的物质，可以在一定程度上改变女性体内雌、孕激素的比例，从而间接抑制受精卵在子宫内的着床和发育；体内大量沉积的咖啡因还会降低精子和卵子的质量，降低受孕的成功率。另外，摄入过多的咖啡，还会降低机体对铁质的吸收。多数可乐型饮料都含有咖啡因，备孕女性摄入后，咖啡因易通过胎盘的吸收进入胎儿体内，可危及胎儿的大脑、心脏等重要器官，会使胎儿畸形或患先天性痴呆。实验证明，育龄男子饮用可乐型饮料，会直接伤害精子，影响生育能力，若受损伤的精子与卵子结合，就可能导致胎儿畸形或先天不足。因此，备孕的夫妻也应少饮用甚至不饮用可乐型饮料。

④ 不宜吃腌制食品：腌制鱼、肉、菜等食物中容易产生亚硝酸盐，它在人体内酶的催化作用下，易与体内的各种物质作用生成亚硝酸胺类的致癌物质。这类食品虽然美味，但对身体

有害。

⑤ 忌生吃水产品：备孕前要避免外源性的感染，比如吃生鱼片、生蚝等。因为这些生的水产品中的细菌和有害微生物可能会导致流产或死胎。

⑥ 避免食用罐头食品：很多人都喜欢食用罐头食品，虽然罐头食品口味鲜美，但在制作过程中会加入一定量的添加剂，如人工合成色素、香精、防腐剂等。食用这些添加剂是导致畸胎和流产的危险因素。另外，罐头食品经高温处理后，食物中的维生素和其他营养成分都已受到一定程度的破坏，营养价值并不高。因此，计划怀孕的女性也应尽量不吃此类食品。

⑦ 不要常吃微波炉加热的食品：微波炉加热油脂类食品时，首先破坏的是亚麻酸和亚油酸，而这两样都是人体必需而又最缺乏的优质脂肪酸。这对孕前脂肪的摄入会有影响，不利于胎儿健康。

（5）备孕男性怎么吃

除准妈妈要节制饮食，保证营养均衡外，准爸爸也需要关注自己的饮食健康。

不建议准爸爸多吃加工过的肉制品和脂肪含量高的乳制品。研究显示，常吃蔬菜和水果的男性比常吃肉制品和全脂乳品的男性精子质量高很多。如果大量食用肉类、乳品等来源于牲畜的食品，饲养牲畜使用的激素、抗生素残留在体内蓄积，影响精子的质量和数量，不利于妻子受孕。计划要孩子的男性一定要注意膳食平衡、合理，不吃大量加工过的肉制品及脂肪含量高的乳制品。

不宜多吃动物内脏。研究显示，许多动物内脏中金属镉的含量超过国家标准 100 倍。镉可以诱导男性睾丸、附睾等组织器官发生结构功能退行性变化，最后导致生殖系统能力减退。重金属铅也可直接作用于男性生殖系统的核心器官——睾丸，造成精子数量减少、精子畸形率增加、活动能力减弱，影响生育。理论上讲，人体自身有一定的排毒能力，但如果超量摄取，人体自身的排毒能力就显得不足，有毒物质便会在人体内蓄积，当达到一定量时就会损害人体健康。动物内脏不但含重金属，而且容易被病原微生物和寄生虫污染，如果不熟透还会增加食用者感染疾病的概率。建议每周最多吃一两次动物内脏即可，且每次食用量不要超过 50g。此外，吃动物内脏时最好多搭配一些粗粮和蔬菜，以补充膳食纤维。动物内脏中含有胆酸，粗粮和蔬菜与胆酸结合，能够增加胆酸的排泄，降低胆固醇的吸收，从而达到降血脂的保健作用。

（6）备孕前做好体重管理

调整孕前体重至正常范围，保证孕期体重适宜增长。BMI 是体重指数，国际上通过公式计算人体胖瘦程度，是判断体重是否处于健康状态的标准。BMI 的计算方法：BMI（体重指数）= 体重（kg）/身高^2（m^2）。

对于备孕女性来说，BMI 在 18.5～23.9kg/m^2 是正常的。

低体重：BMI < 18.5kg/m^2。

超重：24.0≤BMI < 28.0kg/m^2。

肥胖：BMI≥28.0kg/m^2。

低体重的备孕女性，需进行血常规检测，且医生应协助其制订饮食能量、营养素分配的计划，并提醒计划妊娠女性不宜减肥。正常的体重或适量的体内脂肪是维持正常卵巢功能的必要条件，体脂肪率过低会造成排卵停止或症状明显的闭经，影响生育功能，严重时还会引起不孕。因此，女性的体重应保持在正常范围内。低体重女性可通过适当增加食物量和规律运动来增加体质量，每天可有 1~2 次的加餐，如每天增加牛奶 200mL，或粮谷、畜肉类 50g，或蛋类、鱼类 75g，并合理选择运动方式，建议每天进行累计相当于步行 6000 步以上的身体活动，最好进行 30 分钟中等强度的运动（慢跑、游泳、快走等）。

超重、肥胖的备孕女性，应该进行血糖、血脂等生化检测，根据检查情况进行合理平衡营养，改变不良饮食习惯。控制热量的摄入，减慢进食速度，避免过量进食，减少高能量、高脂肪、高糖食物的摄入，也就是说少吃油腻、重口味的食品，杜绝快餐、自助餐，午餐前最好喝杯水，晚餐少进食，更应避免"暴食解压"行为。要多选择低血糖指数（GI）、富含膳食纤维、营养素密度高的食物，同时应增加运动，推荐每天 30~90 分钟中等强度的运动。

2. 肥胖影响备孕吗

备孕前保证正常的体重指数，孕期保证正常范围的体重增加，有助于减少孕期及产时并发症，有利于妊娠及生育。无论从西医学角度还是中医学角度讲，肥胖都会影响备孕。所以微胖的你做好减肥打算了吗？

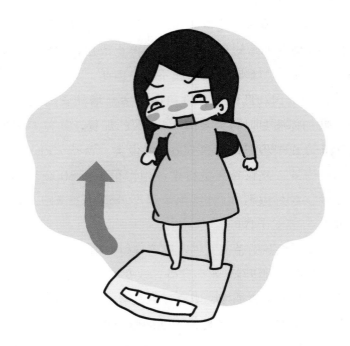

（1）西医学角度：肥胖对备孕的影响

① 肥胖是什么：单纯性肥胖症指因热量摄入超过消耗，引起脂肪组织堆积，一般体重超过标准体重20%即可诊断。肥胖与月经相互影响，月经不调会引起和加重肥胖，而肥胖又会反作用于女性，导致月经不调。若有爱吃甜腻食品、不爱运动、进食量过大等习惯，可能会导致体内脂肪堆积过多，造成脂肪代谢和糖代谢障碍，进而影响体内雌激素的分泌，导致月经不调，形成恶性循环，最终难以遏制。

② 肥胖增加不孕的风险：肥胖可能会导致胰岛素抵抗、代谢综合征、月经紊乱等情况，影响卵泡发育、卵子质量等，从而导致不孕。

③ 肥胖增加早期流产的风险：研究表明，肥胖是早期流产风险增加、妊娠率与活产率下降的独立危险因素。这也就是说，肥胖会增加不良妊娠结局的风险。

④ 肥胖增加产前并发症的风险：备孕女性肥胖会导致妊娠糖尿病、妊娠高血压、先兆子痫、早产等风险增加。同时研究发现，单胎足月初产妇孕前超重或肥胖，会增加中转剖宫产率，第一产程及第二产程延长，产后出血发生风险增加，尤其高龄同时伴有产前超重孕妇，产后出血发生风险显著升高。

⑤ 肥胖对子代的潜在风险：肥胖对子代的发育也会产生不利影响，备孕女性孕前超重或肥胖与儿童神经发育受损相关，且母亲超重或肥胖是子代患先天性心脏疾病的潜在危险因素，会对子代肝、肾发育造成影响，还会增加子代在儿童期患哮喘的易感性。研究表明，子代在宫内的发育过程中，如母体处于过度营养状态（如肥胖），则子代体内肥胖的基因已编码，这些子代成年后发生肥胖及代谢异常的敏感性将明显升高。母亲的妊娠期肥胖与子代青少年时期的多囊卵巢综合征（PCOS）具有显著的关联性，妊娠期肥胖可能是子代发生 PCOS 的一个高风险因素。

（2）中医学角度：肥胖对备孕的影响

中医学对肥胖有较为系统的认识，最早在《黄帝内经》中有"肥贵人"的描述，《素问·奇病论》记载"数食甘美而多肥"，说明肥胖的发生与过食肥甘、地理环境等多种因素有关。《丹溪心法》言："若是肥盛妇人，禀受甚厚，恣于酒食之人，经水不调，不能成胎，谓之躯脂满溢，闭塞子宫，宜行湿燥痰。"《傅青主女科·肥胖不孕》载："妇人有身体肥胖，痰涎甚多，不能受孕者……谁知是湿盛之故乎？"指出痰湿是肥胖和不孕的病理因素。

肥胖的病机为胃强脾弱，痰湿偏盛。对于肥胖，中医学可通过化痰兼健脾、益肾等方法，燥湿化痰以治标，健脾、补肾、益气以固本，并结合行气利水等方法，消除膏脂、痰浊、水湿，从而减轻体重，加之活血理气，调经以助孕；同时配合中医针灸、拔罐，如耳针、电针、埋线、药罐等治疗均可治疗肥胖，促进妊娠。如果您对中医、中药感兴趣，请您就近于专业医院就诊，调整体质，祝您好孕。

值得注意的是，肥胖者虽营养充盛，但不一定母乳充足，也有可能出现产后缺乳的情况，《景岳全书·妇人规》言"肥胖妇人痰气壅盛，乳滞不来"。中医学讲胖人多湿，痰湿日盛，甚则出现痰阻乳络的情况，而孕期、产后进食大补，给脾胃造成一定负担，脾失健运，痰湿内生，气血不能濡养乳脉，故而缺乳，可采取以通为补、健脾除湿化痰的治法进行治疗。

（3）父亲肥胖对备孕的影响

在微胖的准妈妈减肥的时候，准爸爸也不能偷懒，因为准爸爸肥胖也会对备孕产生较大的影响。

① 男性肥胖影响精子质量，导致男性不育：研究表明，肥胖特别是内脏脂肪组织累积，是男性性腺功能减退发生的一个重要危险因素，主要表现为下丘脑－垂体－睾丸轴发生功能性改变，以及脂肪组织中炎性介质及酶等物质出现变化，造成雌激素水平升高，睾酮浓度降低，进而导致雌雄激素比例失调，而

精子产生及发育成熟的过程高度依赖雄激素。雄激素水平的下降对精子的产生过程造成负面影响，从而可能造成男性不育。肥胖男性臀部、腹部甚至阴囊处脂肪堆积，造成阴囊温度的上升，同样扰乱睾丸生精的正常环境。有研究对不同肥胖指标与孕前男性精子质量的关系进行分析，发现肥胖确实可以导致精子质量下降。

② 肥胖合并高血糖严重影响精子 DNA 碎片：高血糖对内分泌系统的任一环节的影响都将影响精液质量，进而影响男性生育力。有研究表明，糖尿病使精液质量发生改变是男性生育能力降低的重要原因。有报道发现，血糖水平高组男性的精液量、精子总数、精子活率比正常组男性低。

③ 男性肥胖对子代的影响：父亲的体重可能影响后代出生时的体重，父亲肥胖可以损伤子代的糖代谢和脂代谢稳态、外周血炎症表型等，但是对男女子代的影响存在性别差异。女性子代与男性子代相比更容易出现糖代谢损伤，表现出高血糖和高胰岛素血症，肥胖父亲的男性子代出现高甘油三酯血症，潜在增加了远期代谢性疾病的风险；父亲肥胖与他们女性子代外周血 T 细胞炎症表型的改变有关，男性子代不受影响。

总结：理想的母亲和父亲体重似乎都有助于改善妊娠结局和后代健康。因此，为了生育健康的胎儿，需要避免过度肥胖，减肥势在必行。单纯性肥胖症的预防较治疗更易见效，应适当控制饮食，特别是高脂肪及糖类饮食。轻度肥胖者，限制脂肪及糖类的摄入，每月称体重 1 次，以求每月体重减轻 0.5～1kg，中度以上肥胖者限制食量，使每月体重减轻 1～2kg。为减少患者饥饿感，可适当增加蔬菜摄入量。备孕前将 BMI 调整至

$18.5 \sim 23.9 \text{kg} / \text{m}^2$，并维持适宜孕期体重，在最佳的生理状态下孕育新生命。

3. 烟酒、烫发、装修、养宠物会影响怀孕吗

（1）不良嗜好：吸烟、饮酒

烟草中的有害成分可通过血液循环进入生殖系统，直接或间接产生毒性作用。怀孕前夫妻双方或一方经常吸烟可增加下一代发生畸形的风险。每天吸烟10支以上者，其子女先天性畸形概率增加2.1%；男性每天吸烟30支以上者，畸形精子的比例超过20%，且吸烟时间越长，畸形精子越多。吸烟会增加流产、早产、死胎或胎儿畸形的概率。停止吸烟半年后，精子可恢复正常。故建议计划怀孕的夫妻双方都要戒烟，也应避免处于吸烟的环境，减少被动吸烟。

夫妻一方或双方经常饮酒、酗酒，可影响受孕和下一代的健康。酗酒对妊娠的影响如下：

① 酒精可导致内分泌紊乱，影响精子或卵子发育，造成精子或卵子畸形，受孕时形成异常受精卵。

② 影响受精卵顺利着床和胚胎发育，受酒精损伤的生殖细胞形成的胚胎往往发育不正常而导致流产。

③ 男性长期或大量饮酒，可引起慢性或急性酒精中毒，导致精子数量减少、活力降低，畸形精子、死精子的比例升高，进而影响受孕和胚胎发育。

④ 酒精可以通过胎盘进入胎儿血液，造成胎儿宫内发育不良、中枢神经系统发育异常、智力低下等。计划妊娠的夫妻都不宜饮酒，也应少饮用刺激性饮料。

因此，夫妻双方备孕前 6 个月戒烟、禁酒势在必行！

（2）有害因素

① 化学因素：化学物品（烫发、装修）危害。

常见的化学因素有铅、汞、苯、甲苯、二甲苯、激素类生物制剂等，可造成对胚胎不同程度的毒害作用，引起流产、早产、畸形、神经系统缺陷和智力低下等。

女性在计划妊娠期间应该减少与汽车尾气、油漆、橡胶、印刷材料、塑料加工设备、化妆品、烫发染发剂、装修材料的接触，避免处在温度计、血压计、荧光灯的制造工作环境中，减少接触农药的机会。备孕女性平时应注意补充钙、铁、蛋白质、维生素 E、维生素 C，可以减少铅等物质的吸收。如不慎接触后，或您的工作会长期接触到以上有害物品，建议至少在备孕前 3 个月避免接触此类物质。

对于备孕女性及孕妇而言，染发存在一定风险，染发剂中的化学成分可能通过头皮进入体内，对胎儿造成影响。染发剂中的主要成分对苯二胺（PPD）及其衍生物，具有不同程度的致敏、致畸和致癌性，能引起皮肤过敏、发痒，水肿，气喘，贫血等症状。研究发现，多数氧化型染发剂有致基因突变作用。还有一些染发剂为了固色可能会添加重金属成分，如铅、汞，一旦进入人体后，难以排出体外，会引起蓄积中毒，且会对胎儿造成畸形等影响。

虽然目前没有明确的证据指向染发一定会导致胎儿异常，但目前市场上的染发剂说明不详尽，质量也参差不齐，为求安全，能免则免。

如果想在备孕期及孕期染发，应在怀孕之前的 4 周进行，同时做好孕前检查即可。孕期前 3 个月应避免烫染发，防止对胎儿重要器官造成影响。

备孕期和孕期染发选择大品牌、孕妇可用的染发剂或植物染发剂可能会好一些；但需要注意的是，很多标注"孕妇可用""植物性"的染发剂中也包含了一些和化学染发剂相同的合成成分，比如对苯二胺、间苯二酚和氨基苯酚，也需注意重金属等孕妇禁用、慎用成分。

若在理发店染发，在确定染发前，需与理发师沟通好，说明自己怀孕的情况。建议染发剂不要接触到头皮，最好是空出距离头皮 1～2cm 的长度，清洗彻底，尽量避免染发膏残留；也可以考虑挑染或做头发护理，让头皮接触的化学物质减少，尽可能降低风险。在染发的过程中，建议做好防护措施，以防吸入的气味导致不适，也尽可能减少吸入化学物质。

② 物理因素：辐射、噪声、高温等。

常见的物理因素有电离辐射、噪声、高温等。人们可通过放射、同位素检查或治疗等医疗行为接触电离辐射，也可通过电脑、电视、手机、微波炉等日常生活行为接触电离辐射。应该减少接触各类射线的时间，或最好不直接接触。噪声超过 70 分贝亦对人体有害。

高温环境易引起自然流产、死产、早产、生长迟缓、先天性缺陷；高温可使男性精子数量减少、畸变，因此计划妊娠的夫妻应该减少高温环境的暴露，如睡热炕、蒸桑拿、用过热水洗澡、用电热毯等，避免在高温环境中工作。

很多备孕女性会有医源性辐射影响怀孕的担心。女性在备孕、怀孕期间，建议尽可能避免放射科检查，如果需要备孕，出于谨慎，最好提前3个月远离放射线，若在意外情况下，或出现不可避免的因素需要进行检查时，也不必过度担心。

辐射对胎儿有没有影响、有多大影响，取决于剂量、胎龄。根据美国放射学会、美国妇产学院、美国食品药品监督管理局的临床指导，绝大多数诊断性的放射检查不会对胎儿造成伤害，如果有也非常低，美国放射学会明确地说单次诊断性的X线检查的受照射剂量根本达不到能造成胚胎或者胎儿损伤的剂量。但应注意的是，治疗性的放射线剂量会远远超过诊断性放射。

辐射有作用阈值（threshold effects）这个概念，在这个剂量之下视为不危害人体，超过阈值，则严重程度和剂量成正比。诊断性X线的照射剂量是0.01~1.0毫西弗，辐射照射诱发畸形的阈值为100毫西弗。这也就是说，女性一次拍片所接受的剂量最多也不超过胚胎致畸剂量的1/100，所以常规剂量的一次X线片远不足以造成对胎儿的损伤。一般来说，偶尔一次摄片对胎儿的危害并不大，也不会造成明显的负面影响，但如果孕期多次进行X线片检查，可能就比较危险。

孕0~2周：致畸剂量的阈值是50~100毫西弗，可能会导致胚胎停止发育。

孕2~8周：胎儿对放射性检查的防御阈值是200毫西弗，可能导致胎儿先天发育畸形。

孕8~15周：胎儿对放射性检查的防御阈值是60~310毫

西弗，可能导致胎儿的智力发育和身体畸形。

所以，可能影响到胎儿的最小阈值是 50 毫西弗，理论上，只要不超过这个标准就是安全的。怀孕前 2 周内如果女性接受了高于 100 毫西弗的 X 线照射，可能有胚胎致死的风险。

如果是经期规律的备孕女性，可在月经未过期的整个月经周期内进行 X 射线检查（比如，月经周期是 30 天而且经期规律，那么在周期内任何一天摄片，都是相对安全的），因为受精卵在此期间所发生的任何不良反应都会是"全或无现象"，也就是"要么正常怀孕，要么未能着床受孕"；而月经过期的备孕女性，除非有确实证据表明其未怀孕，均应当作孕妇对待，必要时做妊娠试验予以排除后再进行 X 射线检查。同样，在常规剂量范围内，男方行 X 射线检查也是安全的。

超声波使用的是一种声波，不是离子射线。到目前为止，从没有过诊断性超声波造成胎儿损伤的报道出现，包括多普勒彩超。核磁共振同样不使用离子射线，而是使用磁场改变体内的氢离子能量状态而成像，所以不会对胎儿造成损害。

因此，正在备孕的女性在接受摄片检查时，请一定告知医生，医生会做好相应的防护措施屏蔽射线，使风险降到最低，如果担心，可当月避孕；如果实在无法避免多次 X 射线检查，应询问医生是否需要终止妊娠。

③生物因素：养宠物。

弓形虫来源清楚，感染途径明确。弓形虫常寄生于染病的家畜中，因此养宠物会增加弓形虫感染的风险。故备孕夫妻在怀孕前半年当远离动物和宠物，不食用未熟肉品和乳制品，勤洗手。（这一点目前是有争议的，弓形虫来源于宠物的粪便，只能尽可能避免养宠物，但是对于已经养宠物的人，需要提醒的是，女性不接触宠物粪便，铲屎官的角色应由其他家庭成员来承担，要给宠物做好体内外驱虫，也可以定期去宠物医院进行病毒检测。）

【TORCH 检查】

（1）TORCH 检查是什么

TORCH 检查：T 为弓形虫（toxoplasma）；O 为其他，如柯萨奇病毒、衣原体等（other）；R 为风疹病毒（rubella virus）；C 为巨细胞病毒（cytomegalo virus）；H 为单纯疱疹病毒（herpes simplex virus）。把这五种病毒的英文首字母组合起来就是 TORCH，也就是大家常说的优生五项。

（2）孕前检查的必要性与危害

之所以需要特别检查 TORCH 这几种病毒，是因为母体感染这几种病毒后，不会表现出特别的症状。一旦怀孕，这些潜伏的病毒将对胎儿产生极大的危害。

① 弓形虫：人感染弓形虫多数可能是无症状的带虫者，仅少数人发病。该病临床表现复杂，轻者为隐性感染，重者可表现为多器官的严重损害，如弓形虫脑病、弓形虫眼病、弓形虫肾病、弓形虫肝病、弓形虫肺病等。

弓形虫感染对妊娠有重要的影响。被弓形虫感染的孕妇，不论其有无临床症状，常可通过胎盘将弓形虫传给胎儿，直接影响胎儿的发育，使胎儿严重畸形，甚至死亡，亦可发生流产、死产、早产或增加妊娠并发症。感染发生得越早，胎儿受损越严重。感染发生在妊娠期前 3 个月，多会引起流产、死产，或生下无生活能力的和发育有缺陷的婴儿；在妊娠期中间 3 个月感染，多会出现死胎、早产和严重的脑、眼疾患，如脑内钙化、小脑积水；在妊娠晚期，因胎儿已逐渐成熟，此时母体如受到感染，胎儿可发育正常，亦可出现早产或出生后才出现症状，表现为各系统不同程度的损坏。

② 风疹病毒：风疹病毒是一种古老的病毒，几乎所有的人在一生中某一时期均能感染此病毒。该病毒感染后的临床表现与患者的个体免疫能力和年龄有关。风疹病毒可通过呼吸道传播，以鼻咽分泌物为主要传染源。该病毒通过接触传染能力不强，偶尔接触未必形成感染，其潜伏期为 10～21 天，此后表现为咳嗽、流涕、咽部疼痛、头痛、发热、食欲不佳等临床症状。面部可首先出现皮疹，1 个月内皮疹遍布全身。

风疹病毒感染对孕妇的危害很大，妊娠期间风疹病毒感染可造成死胎、自然流产或严重的婴儿畸形，其感染严重程度主要取决于感染发生在妊娠的哪个时期。如在妊娠前 8 周内感染，自然流产率达 20%，第 12 周几乎肯定可以导致胎儿感染并出现严重后遗症，其他还可引起心脏和眼的缺陷、视网膜病变、听力缺损、糖尿病和其他内分泌疾病、神经性耳聋、青光眼等。母亲妊娠早期感染风疹病毒几乎都可引起胎儿广泛持续的多器官感染，导致死胎。

巨细胞病毒：是一种古老的病毒，几乎所有的人在一生中某一时期均能感染此病毒。该病毒感染后的临床表现与患者的个体免疫能力和年龄有关。新生儿在分娩过程中经过母亲产道时可能接触而感染巨细胞病毒，或通过母乳喂养感染，还可通过多次输血感染。大多数新生儿感染巨细胞病毒后无不良反应，但如早产儿和体弱儿感染巨细胞病毒，则存在较大的风险，以神经肌肉受损为主要特点。幼儿与儿童感染后多无明显症状，偶见肝脾肿大、肝功能异常和呼吸道疾病。青少年与成人感染多无症状，少数可出现发热、肝炎、全身淋巴结肿大或各种皮疹。少见的并发症有肺炎、心肌炎、心包炎、神经炎、神经根炎、脑炎、细菌性脑膜炎、血小板减少性紫癜、溶血性贫血和视网膜炎。巨细胞病毒对使用免疫抑制剂的患者危害较大，可引起肺炎、肝炎及全身性疾病，最终导致死亡。

③ 单纯疱疹病毒：人群中单纯疱疹病毒感染非常普遍，感染率为 80%～90%，患者和健康带毒者是传染源。单纯疱疹病毒分为Ⅰ型和Ⅱ型，其感染途径主要是分泌物和与易感染的人密切接触。

一般认为，Ⅰ型病毒多侵袭腰以上部位，引起如口唇疱疹、疱疹性湿疹、口腔炎、角膜结膜炎等疾病；Ⅱ型病毒多感染腰以下部位，引起生殖器疱疹，主要通过性生活传播，并可能与宫颈癌有关。Ⅰ型和Ⅱ型病毒均可引起脑膜炎和皮肤疱疹。如果孕妇在妊娠期间感染了单纯疱疹病毒，可引起胎儿先天性感染。新生儿（小于 7 周龄）感染后可能会引起广泛的内脏感染和中枢神经系统感染，死亡率较高。

而对于其他，如柯萨奇病毒可致胎儿宫内感染和畸形；衣原体感染导致早产、围产儿死亡、婴儿猝死综合征。

（3）如何诊断 TORCH 感染

目前医院诊断 TORCH 感染的方法主要有下列 3 种：

① 病原体的培养分离：准确性最高，但由于操作复杂，费时较长，现在很少在临床诊断中应用。

② PCR 法：灵敏度高、快速，可直接检测病原体，但对实验室和试剂的要求比较高，否则易出现假阳性结果。

③ 酶联免疫法测定血清抗体：是目前各医院最为普遍开展的检测 TORCH 感染的方法。其主要测定血清中抗 TORCH 病原体的特异性抗体，如 IgG 和 IgM。一般来说，如果 IgM 阳性，表示孕妇近期可能有 TORCH 感染（或称原发性感染），有引起胎儿畸形的可能；如果 IgG 阳性，往往表示过去有过 TORCH 感染，对胎儿的影响不大。在我国育龄女性中，大约有 90% 的人群风疹和巨细胞病毒 IgG 为阳性。

这是一般的判断方法，最后的结论最好由医生根据临床的表现和实验室的检查结果综合分析判断。必要时，如有条件，可取胎儿的脐血测定 TORCH IgM 抗体，以确定母亲是否将病原体传染给胎儿。

（4）如何避免 TORCH 感染

① 弓形虫：弓形虫主要来源于宠物的粪便，所以对于有备孕打算的家庭，尽可能避免养宠物。对于已经养宠物的家庭，备孕女性不接触宠物粪便，且宠物需要做好体内外驱虫，也需要定期去宠物医院进行病毒检测。弓形虫有特效药物治疗，另外即使已经怀孕，也同样可以进行治疗。孕妇采用螺旋霉素可预防弓形虫感染。磺胺嘧啶和乙胺嘧啶也是治疗弓形虫病的特效药物，但乙胺嘧啶不宜用于 3 个月内的早期孕妇。此外，克林霉素也可用于治疗本病，孕期至少应检测 3 次，必要时也可采取手术终止妊娠。

② 风疹病毒：这些感染中以风疹病毒感染最常见且危害最大。风疹病毒 IgG 抗体阴性，或未患过风疹也未接种疫苗者普遍易感，建议妊娠前 6 个月接种风疹疫苗，以防孕期感染而威胁胎儿健康，接种后严格避孕 3 个月，复查抗体产生情况。

怀孕的女性应在妊娠早期对风疹病毒进行血清学检测。如

IgGAb 阳性而 IgMAb 阴性，表示近期无风疹病毒感染，但曾经感染过（IgGAb 阳性），已获得了保护性抗体，可以不必担心风疹病毒的侵袭。如 IgGAb 和 IgMAb 全部为阴性，说明从未受过风疹病毒的感染，此时如已怀孕，则直至婴儿出生，都应该进行风疹病毒血清学监测。如双份血清 IgGAb 阳性，且滴度升高 4 倍以上，应该考虑已有风疹病毒的感染。

③ 巨细胞病毒：为避免巨细胞病毒感染，应有意识地进行身体锻炼，提高机体免疫力及抗病能力，特别是育龄期女性，以减少巨细胞病毒对胎儿的严重危害；备孕及怀孕的女性应注意防护，远离传染源；注意环境卫生、饮食卫生；乳汁中巨细胞病毒阳性者，不应哺乳。若怀孕早期发现有巨细胞病毒原发感染或羊水细胞中有巨细胞病毒抗原时，应终止妊娠。

④ 单纯疱疹病毒：新生儿感染单纯疱疹病毒的主要途径是出生过程中接触生殖道分泌物。为了减少胎儿和新生儿的感染，建议妊娠女性应做单纯疱疹病毒血清学检查，并尽量避免在感染期间受孕或生产。

目前很多社区将 TORCH 列为免费孕检的项目，如果孕前未做，孕期也需要做 TORCH 检查。

4. 孕前血糖的控制

（1）血糖升高的危害

备孕女性孕前血糖控制良好可降低不良妊娠结局的发生风险。若备孕女性患糖尿病或空腹血糖受损，均会影响孕妇本身和

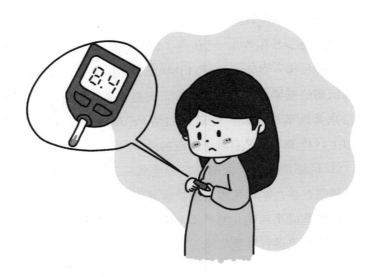

胎儿的健康。研究表明，孕前空腹血糖受损和糖尿病与自然流产、早产、巨大儿、足月小样儿和围产儿死亡发生风险相关。

妊娠合并糖尿病主要包括妊娠糖尿病（gestational diabetes mellitus，GDM）和糖尿病合并妊娠（pregestational diabetes mellitus，PGDM）。妊娠糖尿病（GDM）是指育龄期女性在孕前糖代谢正常或存在潜在的糖耐量异常，妊娠期间发病或首次识别的葡萄糖耐受不良，且一般于分娩后恢复正常，口服75g葡萄糖耐量试验主要于孕24周之后进行；糖尿病合并妊娠（PGDM）是指在糖尿病基础上合并妊娠，于妊娠前或首次产前检查时根据糖尿病诊断标准确诊。

妊娠糖尿病会对胎儿造成多种不良影响，尤其是孕早期，血糖控制不佳会导致胎儿发生死亡、畸形等严重不良妊娠结局；妊娠糖尿病患者子代远期发生糖代谢异常、肥胖的风险增加。妊娠糖尿病对于孕妇产后也有一定影响，主要表现在糖代谢异常、心血管疾病、代谢综合征、抑郁等方面。妊娠糖尿病患者产后发展为糖尿病的风险较正常妊娠人群明显增加。研究显示，有孕期超重或肥胖、较高的空腹血糖（fasting plasma glucose，FPG）和餐后血糖、需要胰岛素治疗的患者，以及较早诊断为妊娠糖尿病、胰岛 β 细胞功能明显受损和胰岛素敏感性较低的患者，约44.4% 在产后 4 年内进展为糖调节受损或糖尿病；妊娠糖尿病患者通常伴有肥胖、高血压、脂代谢异常，而这些都是心血管疾病的危险因素。研究发现，妊娠糖尿病与妊娠后期心血管疾病具有正相关性，并且可能由妊娠后期体重增加和缺乏健康生活方式所致；妊娠糖尿病患者产后发展为代谢综合征的风险是正常妊娠女性的 3.96 倍，且体重指数越大的患者，代谢综合征发病风险越高。有研究显示，妊娠糖尿病与孕早期和产后抑郁症的风险有关联，妊娠糖尿病风险增加了产后抑郁症的风险，该风险在非肥胖女性和孕早期及产后有持续症状的女性中特别高。

（2）正常血糖范围

正常空腹血糖：3.92～6.16mmol／L；正常餐后血糖：5.1～7.0mmol／L。

由于妊娠糖尿病（GDM）情况复杂，影响因素多，尚不能确定最佳的血糖控制目标值，以个体化原则确定可能更为合适。我国目前推荐妊娠糖尿病患者餐前血糖≤5.3mmol／L，餐后 2 小时血糖≤6.7mmol／L，糖化血红蛋白（HbA1c）＜5.5%。

（3）妊娠糖尿病、糖尿病合并妊娠的诊断标准

妊娠糖尿病（GDM）的诊断：国内推荐两步法诊断。

妊娠 24~28 周首先测定空腹血糖水平，如果空腹血糖 <4.4mmol/L，则不需要进一步测定；如果空腹血糖>5.1mmol/L，可诊断为 GDM，不需要 75g 口服葡萄糖耐量试验（OGTT），仅 4.4mmol/L<FPG<5.1mmol/L 的妊娠女性需要行 75g OGTT 以确诊。

OGTT 服糖前及服糖后 1 小时、2 小时血糖值应分别低于 5.1mmol/L、10.0mmol/L、8.5mmol/L，任何一项血糖值达到或超过上述标准即可诊断为 GDM。

糖尿病合并妊娠（PGDM）的诊断：符合以下 2 项中任意一项者，可确诊为 PGDM。

① 妊娠前已确诊为糖尿病的患者。

② 妊娠前未进行过血糖检查的孕妇，尤其存在糖尿病高危因素者，如肥胖（尤其重度肥胖）、一级亲属患 2 型糖尿病、有 GDM 史或大于胎龄儿分娩史、多囊卵巢综合征患者及妊娠早期空腹尿糖反复阳性，首次产前检查时应明确是否存在妊娠前糖尿病，达到以下任何一项标准应诊断为 PGDM。

a. 空腹血糖（FPG）≥7.0mmol/L（126mg/dL）。

b. 75g OGTT：服糖后 2 小时血糖≥11.1mmol/L（200mg/dL）。孕早期不常规推荐进行该项检查。

c. 伴有典型的高血糖或高血糖危象症状，同时任意血糖≥11.1mmol/L（200mg/dL）。

d. 糖化血红蛋白（HbA1c）≥6.5%，但不推荐妊娠期常规用 HbA1c 进行糖尿病筛查。建议患糖尿病的备孕女性在孕前应去相关科室如内分泌科、妇科、产科做相关咨询之后再妊娠。

（4）除已明确诊断糖尿病的患者外，哪些人需要特别关注血糖

既往合并有妊娠糖尿病病史、有糖尿病家族史、肥胖、多囊卵巢综合征等高危因素者，即使血糖正常，也可以联合胰岛素检测判断是否存在胰岛素抵抗。

（5）血糖高或胰岛素抵抗者，应注意什么

① 妊娠前的评估：所有计划怀孕的女性，尤其是伴有糖尿病、糖耐量受损及空腹血糖调节受损及伴有妊娠糖尿病病史的女性，应尽早进行孕前咨询并评估自身血糖状况，糖尿病患者及接受胰岛素治疗的患者应分别将HbA1c控制在6.5%及7.0%以下。

② 生活方式改变：生活方式改变是一线预防和管理策略，包括营养治疗和运动，应鼓励所有育龄期女性在妊娠期间养成良好的饮食和生活习惯，尤其是体重过轻或超重或肥胖的个体。营养治疗是一种限制碳水化合物但提供充足营养以维持合理体重的个性化饮食策略。运动已被公认为是一种有效控制体重和增强胰岛素敏感性的方式，运动治疗的频率及强度应遵循个体化原则。

③ 西药治疗：在生活方式干预基础上血糖仍不达标的GDM患者应选择药物和胰岛素治疗，及时就医，根据医生建议进行治疗。

④ 中药治疗和食疗：除专业药物治疗外，糖尿病患者可选用具有降低血糖功能的中药材和食材，如苦瓜、黄瓜、洋葱、南瓜、白术、何首乌等；选用具有对抗肾上腺素，促进胰岛素分泌的中药材和食材，如女贞子、桑叶、淫羊藿、黄芩、芹菜等。忌

吃容易使血糖升高的食物，如蜂蜜、果脯、果酱、红薯、粉条、板栗等。西医学研究表明，南瓜中含有腺嘌呤、戊聚糖、甘露醇等许多对人体有益的物质，有促进胰岛素分泌的作用；黄鳝味甘性温，具有补五脏、填精血的作用；莲藕具有清热解渴、凉血止血、散瘀醒酒之功效，适用于多饮仍烦渴不止、饥饿、形体消瘦型糖尿病；苦瓜中所含的苦瓜皂苷，具有明显的降血糖作用，不仅有类似胰岛素作用，还有刺激胰岛素释放的功能。

5. 孕前血压的控制

（1）如何测量血压

建议每天早、晚各测量 1 次血压；每次测量至少连续获取 2 次血压读数，每次读数间隔 1～2 分钟，取 2 次读数的平均值，若第 1、第 2 次血压读数的差值 >10mmHg，则建议测量第 3 次，取后 2 次读数平均值；测量血压前 30 分钟避免剧烈运动、饮酒、喝含咖啡因的饮料及吸烟；在每次测量之前，安静休息 3～5 分钟。

（2）什么是正常血压

正常血压：收缩压 90～140mmHg 和（或）舒张压 60mm～90mmHg。

2022 年《中国高血压临床实践指南》推荐，正常血压标准为收缩压 90～130mmHg 和（或）舒张压 60～80mmHg。

（3）什么是高血压

高血压是以动脉血压升高为主要临床表现的慢性全身性血管性疾病，收缩压高于 140mmHg 和（或）舒张压高于 90mmHg，即可诊断为高血压，2022 年《中国高血压临床实践指南》推荐，将我国成人高血压的诊断界值由收缩压≥140mmHg 和（或）舒张压≥90mmHg 下调至收缩压≥130mmHg 和（或）舒张压≥80mmHg，建议收缩压 130～140mmHg 和（或）舒张压 80～90mmHg 的患者开始药物降压治疗。

妊娠高血压是指在妊娠阶段出现血压升高。这一疾病发病率较高，严重威胁患者及其胎儿的生命安全，也是近年来产妇及围产儿死亡的重要原因。妊娠高血压患者在 20 孕周时，其收缩压≥140mmHg 和（或）舒张压≥90mmHg，2 次测量时间间隔超过 6 小时，则可认为患者患有妊娠高血压。

（4）孕期血压升高的危害

妊娠高血压临床发病率在 10% 左右，其临床表现为全身性水肿、头痛、呕吐、胎儿发育延迟或停止等症状，随着高血压疾病的发展，极易出现先兆子痫及子痫症状，严重损害母体及胎儿的生命健康。对于母体，脑血管痉挛，血管通透性增加，导致脑水肿、充血、局部缺血、血栓形成和出血，造成头痛、头晕、视力模糊、复视、暗点、失明、思维混乱、意识改变，甚则昏迷、脑疝，是现阶段妊娠高血压患者死亡的首要原因。对于肾脏，动脉血管痉挛可导致血尿、少尿、肾衰竭等。对于肝脏，门静脉周围出血，形成血肿，甚至肝破裂。对于心血管，导致心肌缺血、间质水肿、心肌点状出血或坏死、肺水肿，甚则心衰。对于血液系统，易发生贫血、溶血。对于胎儿，母体子宫螺旋动脉重铸不足，胎盘灌注下降，导致胎盘功能下降，胎儿易发生缺氧、缺血症状，从而导致发育迟缓、胎盘早剥及胎儿窘迫等问题。

（5）血压升高的高危因素

① 家族史：父母、兄弟、姐妹等家属有高血压病史。
② 年龄：随着年龄增大，风险增加。
③ 情绪：性格急躁，情绪焦虑抑郁，精神紧张，易激动。
④ 体形与运动：肥胖，缺乏劳动及锻炼。
⑤ 生活习惯：盐、糖、脂类摄入过多及吸烟、饮酒。

（6）高血压者，孕前、孕期应注意什么

高血压具有遗传倾向，因此对于备孕女性，尤其是有家族高血压病史者，在备孕时要注意监测血压，孕前将血压控制在合适的范围。掌握备孕女性在妊娠前血压的状况，心脏、肾脏是否受到影响，眼底有无异常，对妊娠期间的母子健康十分重要。备孕女性若患有早期高血压，且没有明显血管病变，一般都可以怀孕。

备孕女性在怀孕后要认真接受检查监护，注意血压的监测及治疗等，以减少流产、早产、宝宝发育迟缓等发生的概率；备孕女性若患有高血压，在怀孕前须经过相关科室的全面检查和评估后，方可决定能否妊娠，并正确选择孕期合适的降压药。

除药物治疗控制外，还应管理及干预患者的体重，使体重维持在标准范围内。在妊娠过程中，患者体重逐渐增加，一般 BMI 指数低于 $25kg/m^2$ 的患者，其体重增加不得高于 16kg；BMI 指

数为 25.1～30kg/m² 的患者，体重增加不超过 11kg；BMI 指数高于 30kg/m² 的患者，体重增加不超过 7kg。一旦患者体重增加超过标准范围，应指导患者实施体重管理，降低体重增加速度。

管理及干预患者的睡眠情况。妊娠期患者对睡眠的要求较高，每日睡眠时间不应短于 10 小时，深度睡眠时间不应短于 5 小时，以保障患者的休息需求。在睡眠期间，患者应保持左侧卧位，避免患者出现压迫现象。

管理及干预患者的饮食情况。原发性高血压患者在饮食上的控制极为严格，但妊娠高血压患者对营养的要求较高，要求患者在日常饮食中摄取足量的蛋白质、碳水化合物、维生素及矿物质，并补充足够的热量，以保障妊娠高血压患者的每日所需。每天吃盐量应严格控制在 2～5g，减少酱油的食用量。高钾食物不仅直接有益于血压的控制，还能避免某些降压药的不良反应。豆类、冬菇、黑枣、上海青等食物均富含钾。缺镁与高血压有明确的相关性，重视镁的补充有助于血压的控制。绿叶蔬菜、坚果、花生酱及酸奶等富含镁元素。

降压特效食材推荐：芹菜、香菇、山楂、鲫鱼。

芹菜中的维生素 P 可降低毛细血管的通透性，增加血管弹性，防止毛细血管破裂而起到降压的作用；香菇中所含的香菇多糖可预防血管硬化，其核酸类物质和香菇素能够抑制体内胆固醇上升，起到降胆固醇、降血脂的作用；山楂含有的类黄酮有一定强心作用，可发挥缓慢而持久的降压作用，其三萜类成分有显著的扩张血管及降压作用；鲫鱼所含的蛋白质质优、氨基酸种类较全面，含有少量的脂肪，多由不饱和脂肪酸组成，是心脑血管疾病患者的良好蛋白质来源。

6. 如何补充叶酸

（1）为什么要补充叶酸：补充叶酸的重要性

叶酸属于水溶性 B 族维生素，在体内的总量仅 5～6mg，但参与体内几乎所有代谢过程，如甲基的传送、氨基酸及核酸合成。叶酸是细胞增殖、组织生长与机体发育不可缺少的微量营养素，也是胚胎发育所需的重要营养素，对预防神经管畸形和高同型半胱氨酸血症、促进红细胞成熟和血红蛋白合成极为重要，但其无法自身合成而依赖于外源性摄取与补充。

如在妊娠早期缺乏叶酸，则会影响胎儿大脑和神经系统的正常发育，严重时将造成无脑儿和脊柱裂等先天畸形，也可因胎盘发育不良而造成流产、早产等。孕期叶酸的生理需要量明显升高，这导致孕妇成为叶酸缺乏的高危人群。目前已经证实，叶酸有助于胎儿神经系统发育。也有研究发现，每天补充 400μg 叶酸，可使胎儿患先天性心脏病概率降低 35.5%。孕早期叶酸缺乏是胎儿神经管畸形发生的重要原因，因此在怀孕前后补充叶酸，可以预防胎儿发生神经管畸形。叶酸补充剂已被广泛推荐给有怀孕意向的夫妻，且似乎有必要在孕前加强全程叶酸补充，以最大限度地发挥其保护作用，如减少孕妇妊娠并发症和降低胎儿畸形的风险等。

（2）个性化叶酸补充方案

① 叶酸评价：膳食调查、实验室生化检测、体格检查、临床症状和体征等是综合评价个体叶酸状况的主要手段。一般可通

过检测血清或血浆、红细胞和尿液中的叶酸水平来评价机体叶酸状况。

叶酸状况评价的推荐意见：

a. 血清叶酸和红细胞叶酸是评价临床叶酸缺乏或不足的特异性指标（Ⅰ类推荐，B级证据）。

b. 血浆同型半胱氨酸（homocysteine，Hcy）是评价叶酸功能性缺乏的非特异性指标（Ⅱa类推荐，C级证据）。血清叶酸被认为是反映近期叶酸营养状况的指标，单独检测血清叶酸水平并不能区分一过性膳食叶酸摄入不足和慢性叶酸缺乏状态；而红细胞叶酸水平可反映慢性或长期（4个月内）叶酸营养状况，更适合于评价叶酸干预效果。

② 叶酸检测：叶酸检测方法较多，其中最经典、最可靠的是微生物法，其分析性能受叶酸标准物质和所用微生物菌种的影响。其他的叶酸检测方法还包括经典的高效液相色谱法、免疫法、离子捕获法等。其中免疫化学发光法是当前较为便捷的检测方法之一，其可以同时测定血清叶酸和红细胞叶酸水平，检测值可溯源至美国国家标准与技术研究院（national institute of standards and technology，NIST）国家标准品。

③ 叶酸补充途径：叶酸缺乏与叶酸补充不足和叶酸代谢障碍有关，其中引起叶酸代谢障碍的主要因素是叶酸代谢途径中甲硫氨酸合成酶还原酶和5,10-亚甲基四氢叶酸还原酶的等位基因发生突变，导致代谢酶活性降低。

叶酸的补充首先推荐通过平衡膳食改善叶酸营养状况。绿叶蔬菜、豆制品、动物肝脏、瘦肉、蛋类等是叶酸的良好食物来源。绿叶蔬菜中，如菠菜、生菜、芦笋、龙须菜、油菜、小白菜、甜菜等都富含叶酸；谷类食物中，如酵母、麸皮面包、麦芽等；水果中，如香蕉、草莓、橙子、橘子等，以及动物肝脏中均富含叶酸。叶酸遇热会被破坏，因此建议食用上述食物时不要长时间加热，以免破坏食物中所含的叶酸。

人工合成叶酸补充剂作为叶酸补充的次要选择，原因在于天然食物中的叶酸是结构复杂的多谷氨酸叶酸，进入体内后必须分解出小分子的单谷氨酸叶酸，才能被小肠吸收，生物利用率约为 50%，而且由于对热、光和酸敏感，烹调加工的损失率可达 50%~90%。人工合成叶酸补充剂为叶酸单体，稳定性好，可被肠道直接吸收，空腹服用的生物利用率为 100%，与膳食混合后的生物利用率为 85%，是天然食物叶酸的 1.7 倍。因此，备孕女性应额外补充叶酸。

④ 叶酸补充时机：女性从计划妊娠开始，最晚可从孕前 3 个月开始连续每天服用 0.4mg 叶酸；高危人群，如曾分娩过神经管畸形儿、癫痫服用卡马西平治疗者，应每天服用 4mg 叶酸。

【备孕期一般推荐意见】

无高危因素的女性，建议从可能妊娠或孕前至少 3 个月开始，增补叶酸 0.4 或 0.8mg/d，直至妊娠满 3 个月（Ⅰ类推荐，A 级证据）。

个性化增补：存在以下情况的女性，可酌情增加补充剂量或延长孕前增补时间：a. 居住在北方地区，尤其是北方农村地区；b. 新鲜蔬菜和水果食用量小；c. 血液叶酸水平低；d. 备孕时间短（Ⅰ类推荐，B 级证据）。

建议备孕和孕早期女性多食用富含叶酸的食物，如绿叶蔬菜和新鲜水果，养成健康的生活方式，保持合理体质量，从而降低胎儿发生 NTDs 的风险（Ⅰ类推荐，B 级证据）。

【特殊人群推荐意见】

有 NTDs 生育史的女性建议从可能妊娠或孕前至少 1 个月开始，增补叶酸 4mg/d，直至妊娠满 3 个月；因国内剂型原因，可增补叶酸 5mg/d（Ⅰ类推荐，A 级证据）。

夫妻一方患 NTDs，或男方既往有 NTDs 生育史，建议备孕女性从可能妊娠或孕前至少 1 个月开始，增补叶酸 4mg/d，直至妊娠满 3 个月；因国内剂型原因，可增补叶酸 5mg/d（Ⅰ类推荐，B 级证据）。

患先天性脑积水、先天性心脏病、唇腭裂、肢体缺陷、泌尿系统缺陷，或有上述缺陷家族史，或一二级直系亲属中有 NTDs 生育史的女性，建议从可能妊娠或孕前至少 3 个月开始，增补叶酸 0.8～1.0mg/d，直至妊娠满 3 个月（Ⅰ类推荐，B 级证据）。

患糖尿病、肥胖、癫痫、胃肠道吸收不良性疾病，或正在服用增加胎儿 NTDs 发生风险药物（如卡马西平、丙戊酸、苯妥英钠、扑米酮、苯巴比妥、二甲双胍、甲氨蝶呤、柳氮磺吡啶、甲氧苄啶、氨苯蝶啶、考来烯胺等）的女性，建议从可能妊娠或孕前至少 3 个月开始，增补叶酸 0.8～1.0mg/d，直至妊娠满 3 个月（Ⅰ类推荐，B 级证据）。

高 Hcy 血症女性，建议增补叶酸至少 5mg/d，且在血清 Hcy 水平降至正常后再受孕，并持续增补叶酸 5mg/d，直至妊娠满 3 个月（Ⅰ类推荐，B 级证据）。

MTHFR 基因 677 位点 TT 基因型女性，可根据个体情况增加补充剂量或延长孕前增补时间（Ⅰ类推荐，B 级证据）。

⑤ 叶酸代谢：复发性流产患者需要关注叶酸代谢。大量研

究表明，我国人群中叶酸代谢障碍与复发性流产风险有关，叶酸代谢异常可能增加复发性流产风险，且与不良妊娠结局相关，而通过叶酸干预可能改善妊娠结局，减少复发性流产发生。患者可进行叶酸代谢检测，代谢能力差者需补充活性叶酸。

叶酸在体内的代谢受多因素影响，在制订叶酸补充方案时（补充剂量、时间、类型等），需考虑遗传、生理状态（年龄和性别）、疾病、用药、生活方式（膳食叶酸摄入和饮酒）、其他相关营养素状况等，做到个性化补充，并避免过量补充带来的健康风险，若服用过多，就会影响到维生素 B_{12} 的吸收。如果维生素 B_{12} 缺乏得不到治疗，也会导致不可逆的神经损害。

（3）叶酸种类有哪些

市面上的叶酸主要有单纯叶酸、活性叶酸和复合叶酸等种类。它们在成分、功效等方面有所区别，可以根据个人需求进行选择。

① 成分：单纯叶酸和活性叶酸的主要成分为叶酸，一般市面上的普通叶酸是合成叶酸，是经工业化工原料合成的；活性叶酸也被称为 5-甲基四氢叶酸，其来源有 2 种：一种是在合成叶酸基础上进行转化提取的，另一种是从蔬菜水果中提取的。活性叶酸是正常叶酸剂量的 12~15 倍。活性叶酸没有耐受的上限，不需要代谢，直接进入叶酸循环，相比普通叶酸更容易被吸收和利用。

复合叶酸除叶酸外，还含有多种维生素、矿物质和微量元素，如 B 族维生素、维生素 D、维生素 E、钙、镁等，所以存在补充的营养物质类型的区别。

② 功效：单纯叶酸和活性叶酸有预防贫血和胎儿神经管畸形等功效，而复合维生素制剂可为身体补充多种维生素，有利于促进生长发育。

③ 适宜人群：单纯叶酸和活性叶酸适用于备孕期女性、孕妇，以及巨幼细胞性贫血患者、高同型半胱氨酸血症患者、长期喝酒者等叶酸缺乏或叶酸需要量增加的人群；复合叶酸适用于饮食不均衡、健身或运动量大的人群，以及妊娠期、哺乳期等对维生素需求量大的人群。

④ 价格：由于活性叶酸提取工艺相对普通叶酸复杂，因此生产活性叶酸的成本远高于普通叶酸。在价格方面，活性叶酸产品的价格一般都比普通叶酸略高些。

需注意的是，叶酸类制剂属于药物，具体用法、用量及选择何种叶酸，应在医生或专业人员的指导下进行，以达到治疗效果。

（4）准爸爸需要补充叶酸吗

答案是肯定的，虽然胎儿在母体中发育，但精子的质量对后代的影响非常重要。男性体内叶酸的水平会影响精液中携带的染色体数量。研究表明，叶酸水平高的男性，精子染色体异常概率降低。若男性体内叶酸水平过低，会降低精子的活动能力，降低受孕机会，若卵子和异常的精子结合，会导致流产及新生儿缺陷。

男性不育原因的基因研究发现，亚甲基四氢叶酸还原酶（MTHFR）多态性会降低精子的密度和活率，进而影响男性生育能力。研究最多的基因型是 C677T，它影响男性不育的主要途径为引起高同型半胱氨酸血症。摄取叶酸可以提高男性精子质量，降低精子染色体异常的风险。当体内呈高同型半胱氨酸水平时，通过大量摄入叶酸可以减弱高 Hcy 产生的氧化应激作用，减轻精子的 DNA 损伤，保护生育功能。精子形成的周期需要 3 个月，所以备孕男性也需要至少提前 3 个月开始补充叶酸，等妻子怀上宝宝后可以停止补充。男性每天摄入 0.4mg 叶酸，精子异常的风险就会降低 20%～30%。

7. 你缺少维生素 D 吗

（1）维生素 D 是什么

维生素 D 是一种脂溶性维生素，在机体内发挥多种重要的生理功能，如提高机体对钙、磷的吸收，提高血浆钙和磷的水平，促进生长和骨骼钙化，促进牙齿健全。维生素 D 作为一种神经-内分泌-免疫调节激素，可影响人体免疫、神经、生殖、内分泌等，与心脑血管疾病、糖尿病、自身免疫性疾病等多种疾病存在密切关系。

维生素 D 根据其侧链结构的不同而有 D_2、D_3、D_4、D_5、D_6 和 D_7 等多种形式，在动物营养中真正发挥作用的只有 D_2（麦角钙化醇）和 D_3（胆钙化醇）两种活性形式。

维生素 D_2 又名麦角钙化醇，主要由植物合成，酵母、麦角等含量较多。维生素 D_3 又名胆钙化醇，大多数高等动物的表皮和皮肤组织中都含 7-脱氢胆固醇，在阳光或紫外线照射下经光化学反应可转化成维生素 D_3。维生素 D_3 主要存在于海鱼、动物肝脏、蛋黄和瘦肉、脱脂牛奶、鱼肝油、乳酪、坚果和海产品中。

（2）维生素 D 在备孕期的重要性

缺乏维生素 D，机体钙磷代谢、免疫调节、糖及脂肪代谢会明显受到影响。

1）对于育龄期女性

近年来的研究提示，维生素 D 在女性生殖功能中发挥了重要作用，维生素 D 和卵巢储备功能存在一定的关系。缺乏维生素 D 可能会影响多种激素水平，影响卵泡发育、卵子质量，并增加多囊卵巢综合征、细菌性阴道炎等疾病的风险。维生素 D 缺乏可能引发多囊卵巢综合征，其主要原因是维生素 D 缺乏会引起血清雄激素、抗米勒管激素、卵泡生成、月经周期和胰岛素代谢水平的改变。随着维生素 D 缺乏的加剧而加重排卵功能障碍或无排卵，而补充维生素 D 可以获得优势卵泡，改善卵巢储备功能。

2）对于妊娠期女性

缺乏维生素 D，可能会增加流产、早产、贫血、妊娠糖尿病、妊娠高血压的发生概率，增加剖宫产分娩的可能性等。

① 妊娠期女性血清维生素 D 缺乏可能会提高流产发生的风险，多项研究结果表明，自然流产孕妇血清维生素 D 水平显著低于正常妊娠女性，难免流产孕妇的维生素 D 不足或缺乏的水平明显高于正常孕早期女性。

② 维生素 D 缺乏可能会通过诱发胎盘炎症和胎盘血管病变等增加早产的可能性，有研究显示，妊娠中晚期维生素 D 缺乏

和不足会增加流产、胎儿窘迫、细菌性阴道炎的发病率，继而缩短妊娠期，导致胎儿早产。

③ 维生素 D 可促进胰岛素分泌，提高胰岛素敏感性，改善胰岛素抵抗。妊娠期女性对维生素 D 需求量大幅增加，极易导致维生素 D 缺乏，当孕妇体内缺乏维生素 D 时，可引起胰岛素抵抗。研究证明，维生素 D 在低水平状态时，孕妇发生胰岛素抵抗的风险增加，故而维生素 D 缺乏属于妊娠糖尿病的诱因之一。

④ 近年来诸多文献报道，维生素 D 缺乏与贫血相关。多项研究表明，贫血孕妇的维生素 D 缺乏率明显高于健康孕妇和未孕女性。除此以外，维生素 D 的缺乏还会引起妊娠期胆汁淤积症、妊娠期抑郁症、妊娠期细菌性阴道炎、盆底肌功能性障碍等。

3）对于新生儿

近年来，人们还发现孕妇维生素 D 水平对新生儿的生长发育有重要影响，孕期维生素 D 缺乏或不足与新生儿许多异常情况发生有关，如新生儿甲状腺疾病、肥胖等。

有研究指出，维生素 D 含量降低与免疫性甲状腺疾病发病相关，影响免疫排斥和免疫耐受功能，参与自身免疫性甲状腺疾病的发生。维生素 D 缺乏可导致新生儿甲状腺自身抗体的产生，并损伤新生儿甲状腺组织，导致甲状腺功能异常。

孕妇维生素 D 缺乏与子代新生儿期的低体质量儿（出生体质量＜2500g）、巨大儿（出生体质量＞4000g）、脂代谢失调、脂肪分布异常有关。研究显示，孕妇孕中期血维生素 D 水平降低和新生儿的体格生长状况的指标下降呈正相关，但目前相关临床研究结果不一致，且缺乏全生命周期的大样本远期追踪的研究，无法完整反映孕妇维生素 D 缺乏对子代各阶段肥胖发生发展的影响。

（3）为什么越来越多的人缺乏维生素 D

① 长期在室内工作，户外运动时间少。

② 为了防晒，涂防晒霜、穿防晒衣等，导致皮肤在紫外线中暴露的时间减少。

③ 减肥、饮食偏嗜等，导致摄入含维生素 D 的食物较少。

④ 目前大众对缺乏维生素 D 对健康的不良影响不甚了解，部分缺乏维生素 D 的人群无身体不适，很少重视维生素 D 的补充。

⑤ 部分地区空气质量变差、环境污染严重，也是维生素 D 缺乏的因素之一。

（4）维生素 D 从什么时候开始补，怎么补

① 时机：孕早期即开始口服补充维生素 D 合剂，较孕中期和孕晚期才开始补充效果更佳。对于维生素 D 的补充，医生会根据检验结果给予个性化指导。

② 指南：对相关指南进行综合分析，一致的结论是，各个年龄段的人群，均要保持血清中 25-羟维生素 D 的水平在25ng/mL 以上。中华医学会儿科学分会在指南中，要求妊娠后期女性在秋冬季节，维生素 D 的补充量为每日 400～1000IU。《中国居民膳食营养素参考摄入量》中指出，孕妇维生素 D 推荐摄入量为每日 400IU，最高耐受量为每日 2000IU。

③ 补充方法：可通过晒太阳、补充富含维生素 D 的食物及

制剂、适度运动等方式进行补充。

a. 晒太阳：孕妇在孕期应适当进行户外活动，多接触日光照射；平均每天接受阳光照射 10~20 分钟，基本满足身体需求。

b. 吃富含维生素 D 的食物：可多吃干香菇、鱼肝油、蛋黄、动物肝脏、牛奶、菠菜等。

c. 使用维生素 D 制剂：以维生素 D 片为例，使用时要注意在医生指导下服用，不要过量服用，否则可能引起中毒，出现恶心、呕吐、腹泻、腹痛、食欲下降等症状。维生素 D_2 和维生素 D_3 相比，维生素 D_2 与结合蛋白、受体、肝羟化酶的亲和力低，在血浆中的半衰期短，保质期短，因此不作为补充剂使用。在实际应用中，维生素 D_3 优于维生素 D_2，对血清中 25-羟维生素 D 的提升效果更明显，因此是维生素 D 的首选补充剂。

d. 适度运动：孕妇在孕期保持一定运动量，不仅能增强机体抵抗力，还有助于维生素 D 的吸收。

8. 甲状腺功能会影响怀孕吗

（1）甲状腺功能检查具体指的是什么

甲状腺功能作为孕前检查的必查项目，对于备孕女性非常重要。目前常用的检测包括甲状腺功能五项与甲状腺功能七项。

甲状腺功能五项是指甲状腺的五项健康情况检测数据，分别指甲状腺素（T_4）、三碘甲状原氨酸（T_3）、促甲状腺激素（TSH）、游离 T_3、游离 T_4 的测定。

甲状腺功能七项通常包括甲状腺功能及甲状腺的自身免疫抗

体的检测，上述甲状腺功能五项加上甲状腺球蛋白抗体（TgAb）和甲状腺过氧化物酶抗体（TPOAb），共 7 项检测。

正常来讲，上述检验指标都应在正常的范围之内，当甲状腺功能紊乱时，上述指标就会异常。甲状腺功能检查能确诊甲状腺是何种异常，如甲状腺功能亢进症（简称甲亢）、甲状腺功能减退症等。甲亢和甲减较为常见，这两种疾病对人体的危害是巨大的。甲亢能导致人体出现心率加快，心情烦躁，体重下降，食欲增加，最终可能出现甲状腺危象；甲减患者记忆力减退，精力不足，食欲通常减退，体重增加，胃排空延缓，肠蠕动减弱，导致恶心、呕吐、腹胀、便秘等。如果孕期女性有甲减的情况，可能导致胎儿呆小症。

（2）甲状腺与生殖密切相关

甲状腺分泌水平异常，会危害母体及胎儿的身体健康，甚至导致不良妊娠结局，因此推荐从孕前开始就进行甲状腺功能检测。

研究显示，妊娠期发生甲亢的概率为 0.2% 左右，发生甲减的概率为 0.05%～0.06%。在妊娠早期，促甲状腺激素水平异常可导致胎儿出现低体质量及胎盘早剥等不良妊娠结局。妊娠早期甲状腺球蛋白抗体阳性会增加妊娠糖尿病的发病风险，同时增加妊娠不良结局的发生率。血清游离甲状腺素是甲状腺滤泡细胞合成及分泌的激素，一般呈游离形式进入血液中。研究表明，妊娠前促甲状腺激素水平升高，会增加妊娠早期自然流产率。孕前促甲状腺激素升高提示甲状腺储备功能有所下降，而妊娠期可使甲状腺功能进一步减退，从而影响胎盘形成及子宫胎盘血液循环，影响妊娠结局。甲状腺分泌水平异常还会使孕妇血糖及血脂水平异常变化，引起妊娠糖尿病、妊娠高血压综合征，从而导致不良妊娠结局。

（3）甲状腺功能减退症患者该如何备孕

甲状腺功能减退症是由于甲状腺激素合成、分泌或生物效应不足或缺少，导致的以甲状腺功能减退为主要特征的疾病。甲状腺功能减退症会对生殖功能造成影响，如出现月经异常，包括月经量增多、月经周期延长等，影响受孕。甲状腺功能减退症患者在没有得到纠正的状态下，进行备孕或怀孕，出问题的概率会比较大，如造成新生儿甲状腺功能减退症等。有怀孕需求的甲减患者需要控制好甲状腺功能减退症的病情，可以通过药物治疗、控制饮食、规律生活等方式，缓解甲减症状。

① 药物治疗：建议患者在医生指导下服用药物，如优甲乐。其作为治疗甲状腺功能减退症的常用药，安全有效。医生应根据监测的甲状腺功能结果，调整药物剂量，使患者甲状腺功能满足怀孕标准。建议备孕女性促甲状腺激素控制在 2.5mU/L 内。

② 饮食建议：患者备孕时，可以适当补充 B 族维生素，如摄入粗粮，包括玉米、高粱、荞麦等。上述粗粮中含有较多 B 族维生素，具有增加食欲的效果，可以帮助改善甲状腺功能减退症导致的食欲不振。此外，患者需明确自身甲状腺功能减退症的原因，如因缺碘引起的甲减，需选用适量海带、紫菜，可用碘盐、碘酱油、碘蛋和面包加碘。炒菜时要注意，碘盐不宜放入沸油中，以免碘挥发而降低碘浓度。蛋白质补充可选用蛋类、乳类、各种禽畜肉类、鱼类；植物蛋白可与动物蛋白互补，如各种

豆制品、黄豆等。供给动物肝脏可纠正贫血，还要保证供给各种蔬菜及新鲜水果。通过饮食调整，可以改善甲状腺功能减退症的症状，使患者在一定程度上易于受孕。

③ 规律生活：患者需要注意生活规律，避免熬夜，同时建议患者适度运动，增强体质。

甲状腺功能减退症的患者在成功受孕后，需要定期监测甲状腺功能，建议患者在妊娠期间每 4 周监测 1 次甲状腺功能，根据促甲状腺激素的结果遵医嘱及时调整药物的用量，才可以保证孕妇和胎儿的安全。甲状腺功能减退症容易导致流产、早产，甚至胎儿畸形等情况。因此，患者需要重视产检，适当增加产检次数。

（4）怀孕后还需要继续吃优甲乐吗

怀孕后是否吃优甲乐仍然需要通过监测促甲状腺激素来决定。一般来说，口服优甲乐将促甲状腺激素维持在 2.5mU/L 以下后，可逐渐减量，甚至停药。

研究发现，妊娠期甲状腺功能减退症与母体和胎儿的多种不良结局有关，包括流产、先兆子痫、早产及胎儿神经发育不全等。另有研究发现，妊娠期未充分治疗的甲减患者，其子代神经智力发育也将受到影响。因此，调控促甲状腺激素水平尤为重要，优甲乐作为治疗甲状腺功能减退症的常用药，安全有效，可以在怀孕后继续服用。

（5）甲状腺功能亢进症患者可以备孕吗

甲状腺功能亢进症是因甲状腺处于高功能状态，循环中甲状腺素水平增高，临床上以神经兴奋及代谢增高症状群为主要表现的一种疾病。本病女性发病率较高，尤以中青年为多见。甲亢是妊娠期女性的常见并发症，易导致产妇神经过敏、疲倦、心悸等，对产妇及胎儿生命健康造成严重威胁。该病与体液免疫、细胞免疫功能异常及外界刺激等因素密切相关，当病情较轻时，患者临床症状较少，对产妇及胎儿的影响较轻，病情越严重，对胎儿的不良影响越重。妊娠合并甲亢患者甲状腺激素分泌过多，导致中枢及交感神经兴奋性增加，引起血管痉挛和宫缩加强，导致妊娠高血压、早产及流产等不良事件发生；若免疫性 TSH 受体抗体经胎盘进入胎儿，可致胎儿甲亢，出现宫内发育迟缓甚至胎死宫内等情况。

甲亢患者是可以妊娠的，但可能会增加胎儿流产、早产、生长发育迟缓的风险，而且妊娠期治疗甲亢手段有限，还要顾及胎儿，所以一般建议甲亢治愈后再妊娠比较理想。甲亢药物治疗的最大缺点是停药后甲亢易复发，复发率大约 50%，多数在停药后半年到 1 年复发，所以建议甲亢患者若停药后半年到 1 年甲亢没有复发，则可以妊娠；采用手术或放射碘治疗的甲亢患者，其放射碘的作用在半年后就会消失，此时再考虑妊娠。放射碘对卵巢功能没有影响，半年后体内的放射碘作用完全消失，妊娠十分安全，但要警惕继发性甲减。建议妊娠前先到内分泌科进行咨询和评估，告诉医生妊娠计划，医生会根据抗甲状腺药物的不同特性，针对不同的时期调整好药物的品种和剂量。

（6）甲亢饮食注意事项

甲亢患者除了药物治疗，日常饮食也应注意。补充足够的热量和营养素，以弥补高消耗造成的损失。本病尤以阴虚火旺见证者为多，故尤宜常食西瓜、甘蔗、雪梨、芹菜、金针菜、桑椹、百合、银耳、鸭、甲鱼、山药、大枣、苹果等具有滋阴清热、益气养阴作用的食物；凡辛辣温热之品宜少食或忌食，如辣椒、桂皮、生姜、羊肉、胡椒等；一般甲亢活动期应忌单用碘含量高的食物，如海带、紫菜等，甲减则相反，可以适度吃含碘的食物。

9. 你贫血了吗

（1）哪些症状可能提示你贫血了

贫血是指人体外周血红细胞容量减少，低于正常范围下限的一种常见临床症状。结合我国血液病的研究标准，在我国海平面地区，血红蛋白（Hb）指标，若女性低于 110g／L，孕妇低于 100g／L，则可判断为贫血。

贫血症状的轻重与贫血发生的程度及进展速度有关。贫血的主要症状如下：

① 由于皮肤、黏膜下毛细血管较表浅，皮肤黏膜苍白最易发现。

② 胃肠道细胞缺氧可引起食欲减低、腹胀及腹泻。

③ 贫血者由于基础代谢增加，还可出现低热。

④ 脑细胞缺氧，轻者感头昏，注意力不集中，记忆力差，重者可出现嗜睡或昏迷。

⑤ 为代偿贫血时机体组织器官供氧量的不足，心脏增加跳

动次数及搏出量，可引起心慌、胸闷、气短，有冠状动脉粥样硬化性心脏病者，心肌缺氧可引起心绞痛发作。长期严重贫血，心脏肥厚扩大，心脏代偿不足，可致淤血及心力衰竭。

除这些共有表现外，各类贫血还有其特有的临床表现。

（2）听说缺铁性贫血发病率很高，我如何知道自己是不是缺铁性贫血

缺铁性贫血是指身体内储存铁缺乏，以致血红素合成障碍而引起的一种小细胞低色素性贫血。发病原因与铁的摄入量不足、反复多量失血以致体内铁储存量减少及铁的吸收障碍等因素相关。

缺铁性贫血发病率较高，一般各年龄组均可发病，但尤以生育期女性和婴幼儿的发病率最高。正常成年女性体内储存铁量为0.3～1.0g，但育龄女性因生育和月经失血，体内铁贮存往往不足。我国孕妇缺铁性贫血的患病率为19.1%，妊娠早、中、晚期缺铁性贫血的患病率分别为9.6%、19.8%和33.8%。

缺铁性贫血的主要症状为皮肤、眼睑内黏膜等变白，在口唇、指甲和耳垂等部位尤为明显；影响正常思维，使思考能力变差、健忘，以及经常出现头晕、眼花、耳鸣等；呼吸急促、心跳加速、乏力、易疲劳、食欲减退及嗜睡等；对于2岁以内的婴幼儿，缺铁性贫血还会直接影响脑和身体的正常发育。此外，缺铁性贫血还会影响蛋白质的合成和能量的利用，损害人体的免疫机制，导致无机盐和维生素代谢的紊乱，引起体内药物作用和代谢的变化。

由于缺铁性贫血起病缓慢，临床上常以红细胞（RBC）、血清铁蛋白（SF）、血红蛋白（Hb）、血清铁（SI）、总铁结合力

（TIBC）、转铁蛋白饱和度（TS）等检测值低于正常参考值进行确诊。

符合第①条和第②～⑨条中的任意2条以上者即可诊断。

① 小细胞低色素贫血：诊断标准按目前公认的诊断标准，平均红细胞体积（MCV）<80fl，平均红细胞血红蛋白含量（MCH）<27pg，平均红细胞血红蛋白浓度（MCHC）<320g/L，红细胞形态可有明显低色素表现。

② 有明确的缺铁病因和临床表现。

③ 血清铁<10.7μmol/L（60μg/dL），总铁结合力>62.7μmol/L（350μg/dL）。

④ 转铁蛋白饱和度<15%。

⑤ 骨髓铁染色显示骨髓小粒可染铁消失，铁粒幼细胞<15%。

⑥ 红细胞游离原卟啉（FEP）>0.9μmol/L（50μg/dL）（全血），或血液锌原卟啉（ZPP）>0.96μmol/L（60μg/dL）（全血），或ZPP≥3.0μg/Hb。

⑦ 血清铁蛋白（SF）<14μg/L。

⑧ 血清可溶性转铁蛋白受体（sTfR）浓度>26.5nmol/L（2.25mg/L）。

⑨ 铁剂治疗有效。

（3）缺铁性贫血对备孕有什么影响

缺铁性贫血与生殖息息相关。有研究发现，虽然新生儿铁储备多数取决于出生体质量及胎龄，而母亲孕期的铁营养状况亦与新生儿铁储备存在正相关关系。

不管是在备孕期还是在孕期，患有缺铁性贫血都会影响母体与胎儿的身体健康。孕前和孕早期缺铁或贫血，可影响妊娠结局，还会使孕妇更易发生妊娠期缺铁性贫血，妊娠合并贫血对母体、胎儿和新生儿均会造成近期和远期影响。

对母体，妊娠期缺铁性贫血可增加妊娠高血压、胎膜早破、产褥期感染和产后抑郁的发病风险。研究表明，孕前重度贫血能增加不良妊娠结局的发生风险，血红蛋白水平与自然流产、早产和围产儿死亡之间呈 U 型关系。

对胎儿和新生儿，妊娠期缺铁性贫血可增加胎儿生长受限、胎儿缺氧、羊水减少、死胎、死产、早产、新生儿窒息、新生儿缺血缺氧性脑病的发病风险。缺铁性贫血对血液运输氧气的能力产生影响，表现出心悸、乏力、头晕及体力下降等症状，不仅对孕期母体健康产生影响，导致机体免疫功能下降，增加感染风险；还可影响胎儿生长发育，导致胎儿肝脏贮存的铁量不足，影响婴儿早期血红蛋白合成，引起贫血，而且影响含铁（血红素）酶的合成，并影响脑内多巴胺 D_2 受体的产生，对胎儿及新生儿智力和行为发育产生不可逆的影响。

（4）缺铁性贫血患者在饮食上应该注意什么

由于缺铁性贫血起病缓慢，故出现贫血的倾向时，不会立即出现上述症状，多数人感觉都不明显，当患者感到不适时，一般已发展到中度贫血。因此，注意铁的补充，使体内有一定数量铁的储备是很重要的。

由于妊娠期对铁的需要量显著增加，而且良好的铁营养状况是成功妊娠的必要条件，准备怀孕但贫血或铁缺乏的女性应积极治疗，待贫血或铁缺乏纠正后再怀孕。除常规补充铁剂或中药补血剂外，还应注意以下几个方面：

① 合理膳食：保障充足和多样的食物供应，以满足铁营养的需要。

② 增加富含铁食物的摄入：应摄入富含铁食物和铁吸收利用率较高的食物，主要是动物性食品，包括动物的肝脏、血，如猪肝等；除此以外，还有如大枣、黑米、黑木耳等含铁食物。动物性食品提供的铁为血红素铁，吸收率可达 10% 以上，植物来源的铁盐吸收率通常 <5%，可根据自身情况选择适宜的含铁食物。

③ 增加膳食中维生素的摄入：应增加膳食中维生素的摄入，如维生素 A、维生素 B_6、维生素 B_{12}、叶酸、维生素 C 等，达到《中国居民膳食营养素参考摄入量》的要求。维生素 A 缺乏与贫血具有协同现象，维生素 B_6、维生素 B_{12}、叶酸与红细胞合成具有密切的代谢关系，维生素 C 可以促进肠道对铁的吸收，富含维生素 C 的柠檬汁、橘子汁和富含铁的蔬菜一起食用，能增加蔬菜中铁的吸收率。

④ 管理和控制食物中铁吸收的抑制因子和促进因子：通过改善饮食结构、改变烹饪技艺、改进食物的加工工艺等方法，可以调整食物中铁吸收抑制和促进因子的水平，实现促进铁吸收的目的。维生素 C、氨基酸及肽等是膳食中铁吸收促进因子，多酚则是抑制因子。

因此，铁缺乏风险人群，应提高膳食中铁吸收促进因子水平，减少抑制因子的摄入。维生素 C 主要来源于柑橘、猕猴桃等新鲜的水果，氨基酸和肽主要来源于动物性食物；而多酚主要来源于绿茶及未完全成熟的柿子和香蕉等水果。影响铁吸收的食物均应加以限制，以防止减少铁的吸收。

⑤ 选择食用铁强化食物：在食物种植和加工过程中，通过各种技术方法提高微量营养素水平的技术方法称为食物强化，通过食物强化生产的食品则称为强化食品。食物强化已成为全球改善缺铁性贫血的主要公共卫生措施，例如已有 86 个国家实施了小麦面粉铁和叶酸的强化，显著改善了缺铁性贫血和叶酸缺乏导致的新生儿神经管畸形。我国则采用铁强化酱油及鱼露改善缺铁性贫血。

⑥ 营养素补充剂：营养素补充剂对缺铁性贫血具有显著改善效果，但应在医生指导下服用。建议孕妇每日补充铁剂和叶酸，不贫血孕妇间断性补充铁剂和叶酸；产妇产后 6 ~ 12 周单独口服铁剂，或者联合补充叶酸。

（5）地中海贫血

地中海贫血为常染色体单基因隐性遗传病，是珠蛋白基因缺陷（突变或缺失）导致血红蛋白结构异常而引起的慢性溶血性贫血，故又称珠蛋白生成障碍性贫血。其具体表现为血红蛋白表达较少或红细胞数目减少。地中海贫血在我国主要高发于长江以南地区，尤其是广西、广东、海南三省较为严重。

基因诊断为临床确诊地中海贫血的金标准，但由于其耗时长、成本费用高等缺点而不适用于普通人群筛查。当前临床多通过对机体的血液学指标（MCH、MCV、血红蛋白 F、血红蛋白 A2）的检测，进行地中海贫血初筛查以锁定疑似人群，再对阳性者实施基因诊断。

在临床上，MCH 联合 MCV 是进行地中海贫血筛查较为理想的指标类型。目前医学尚缺乏有效根治地中海贫血的方案，只能通过一些对症手段控制病情以维持正常生命，如补充叶酸和维生素 B_{12}、脾切除、基因活化治疗、红细胞输注、造血干细胞移植异基因等，但这些手段的治疗效果具有不确定性，且很难应用于对胎儿或新生儿的治疗。因此，国际上认可度最高的控制地中海贫血方式是通过产前筛查淘汰重型地中海贫血患儿，以避免地中海贫血患儿的娩出。

10. 乙肝备孕前注意事项

（1）什么是乙肝

乙型病毒性肝炎（简称乙肝）是由乙肝病毒（HBV）引起的疾病，以乏力、食欲减退、恶心、呕吐、厌油、肝大及肝功能异常为主要临床表现。

乙肝五项是国内医院最常用的检测是否感染乙肝病毒的血清标志物，具体为乙肝表面抗原（HBsAg）、乙肝表面抗体（抗-HBs）、乙肝 e 抗原（HBeAg）、乙肝 e 抗体（抗-HBe）、乙肝核心抗体（抗-HBc）。

我们常说的大三阳，是指乙肝五项当中乙肝表面抗原、乙肝e 抗原、乙肝核心抗体为阳性。大三阳病毒复制比较活跃，传染性比较强，可以说大三阳是乙肝类型当中传染性最强的一种。

小三阳是指乙肝五项当中乙肝表面抗原、乙肝 e 抗体、乙肝核心抗体为阳性。一般的小三阳病毒复制比较弱，传染性比较小，病毒含量比较低。但是要注意的是，小三阳同样具有传染性，需要做好定期的复查工作，如果疾病处于活动期，应该进行积极的治疗，防止疾病的进展。

（2）为什么孕前要查乙肝

感染乙型肝炎病毒后，部分感染者为无症状的病毒携带者，部分有发热和黄疸，部分病程迁延转为慢性，或发展为肝硬化甚至肝癌，重者病情进展迅猛可发展为重型肝炎。

乙肝病毒的传播方式主要有血液与体液传播、性生活传播、母婴垂直传播。乙肝在中国流行广泛，人群感染率高。据统计，母婴传播已成为我国乙肝感染的主要途径，我国近1亿人为乙肝病毒携带者，这构成了庞大的乙肝病毒传染源，为公共卫生工作及家庭带来沉重经济负担。

（3）乙肝会传染给孩子吗

乙肝是会传染给孩子的。据统计，我国育龄女性HBV的感染率在6%~8%，而母婴垂直传播仍是我国乙肝病毒的主要传播方式，占所有乙肝病毒感染的30%~50%。

乙肝是可以预防的，一般通过提前注射乙肝疫苗的方法来预防。部分乙肝患者属于终身携带状态，所以若您发现感染乙肝病毒时，不用过于紧张，有些终身携带病毒者是无须治疗的。而对于胎儿，可通过母婴阻断的手段进行干预，联合免疫阻断乙肝母婴传播总体有效率可达90%~95%，但也不能完全杜绝传染可能性，在乙肝e抗原（HBeAg）阳性高病毒载量的孕妇中，仍有8%~15%的阻断失败率。

因此，所有孕妇均应在妊娠期间尽早进行乙肝表面抗原

（HBsAg）筛查。无论既往是否接种过 HBV 疫苗或既往乙肝表面抗原检测结果是否为阴性，孕妇在每次妊娠时均应进行筛查。孕妇的乙肝表面抗原筛查应包括检测前和检测后的咨询，再酌情进行下一步治疗。

（4）孕前发现乙肝，还能备孕吗

乙肝病毒感染者是可以正常怀孕的。首先在孕前要提前检查乙肝五项定量，进行乙肝病毒 DNA、生化、彩超等相关检查。如果病毒 DNA、生化正常，就可以正常怀孕，在孕 12 周、24 周监测生化及乙肝病毒 DNA 等指标。

以下是不适宜立即备孕的情况：

① 当血清谷丙转氨酶（ALT）显著异常，即正常值上限 5 倍以上，慢性乙肝或乙肝肝硬化患者应立即开始抗病毒治疗，病情稳定后再妊娠。

② 慢性乙肝女性如选择聚乙二醇干扰素（PEG-IFNα），治疗期间应避孕，治疗结束 6 个月后再妊娠。

（5）孕期发现乙肝怎么办

对有肝功能失代偿风险的孕妇应立即行抗病毒治疗。

服用抗病毒药物进行治疗：目前乙肝母婴阻断方法中，对孕期 HBV DNA 载量＞200000IU/mL 者，提倡于妊娠 24~28 周开始口服抗病毒药物以阻断母婴传播。在无法进行产前 HBV DNA 检测的情况下，乙肝 e 抗原（HBeAg）检测可作为 HBV DNA 检测的替代方法，以确定替诺福韦是否适用于预防 HBV 的母婴传播。

新生儿联合免疫：所有新生儿均应在出生后尽快接种第 1 剂乙肝疫苗，最好在 24 小时内接种，出生接种后再接种 3 剂，完成基础免疫。

乙型肝炎疫苗和 100IU 乙型肝炎免疫球蛋白（HBIG）的联合免疫，可能对母体乙型肝炎表面抗原（HBsAg）阳性和乙肝 e 抗原（HBeAg）阳性的新生儿有额外的益处。对于 HBsAg 阳性但 HBeAg 阴性母亲所生的足月新生儿，通过立即接种 HBV 疫苗（24 小时内接种）实现对围生期获得性感染的保护作用可能不会通过加用 HBIG 得到显著提高。

目前国内外对于孕期抗 HBV 以阻断乙肝母婴传播产后停药的时机推荐意见不一。我国《慢性乙型肝炎防治指南（2015 年更新版）》建议产后停药。2017 年 3 月，中国肝炎防治基金会发布的《乙型肝炎母婴阻断临床管理流程》建议，以阻断母婴传播为目而服用抗病毒药物的孕妇，产后即可停药。2018 年，中华医学会肝病学分会发布的《感染乙型肝炎病毒的育龄女性临床管理共识》推荐意见认为，孕期抗病毒药物无论是选择替诺福韦还是替比夫定，产后即可停药，亦提到由于担心产后立即停药会导致孕妇乙肝活动，部分研究建议产后 1～3 个月停药。2019 版《慢性乙型肝炎防治指南》建议免疫耐受期口服核苷类似物 NAs 的孕妇，可于产后即刻或服用 1～3 个月后停药。《2022 年亚太肝病学会指南：妊娠期 HBV 感染》中指出，以阻断母婴传播为目的进行抗病毒治疗的孕妇可在分娩后立即停药，或持续到产后 12 周，考虑原因如下：孕期利用 NAs 进行母婴阻断的慢性 HBV 感染孕妇，绝大部分用药时处于免疫耐受期，且这部分慢性 HBV 感染的孕妇一般均系高病毒载量状态，国内外多项研究提示，这部分孕妇在产后不一定仍然处于免疫耐受期，可出现一定比例的肝炎活动，甚至有重症化倾向，部分孕妇产后不能安全停药，需密切观察，分类处理。

（6）感染 HBV 的母亲还能母乳喂养吗

应鼓励母亲进行母乳喂养，因为在婴儿进行适当的免疫预防后，乳头无皲裂、出血或病变，母乳喂养不会导致 HBV。

对于接受替诺福韦预防或治疗的母亲，不应禁止进行母乳喂养，应鼓励接受替诺福韦治疗的母亲进行母乳喂养。

11. 备孕前可以喝中药吗

（1）中药在调经、种子、安胎方面疗效显著且安全

中药对调理体质、减肥、改善月经量、缓解痛经、提高卵巢功能、调经种子等方面均有较好的疗效。尤其是对于有生育需求的女性，中药具有很好的调经、种子、安胎功效。备孕前月经紊乱者，可采用中医药调理月经周期，调节月经量。备孕期女性同样可以通过中药或针灸等技术促进卵泡发育及排卵，改善子宫内膜厚度，提高内膜容受性，增加受孕机会。研究显示，对于超重及肥胖型多囊卵巢综合征患者，在进行辅助生殖前运用中药预处理 3 个月，囊胚形成率、临床妊娠率显著升高，而生化妊娠率、早期自然流产率则显著降低。《卵巢储备功能减退临床诊治专家共识》中就提出，对于卵巢功能减退的患者，备孕前服用补肾益肝类中药能够显著改善激素水平，提升受孕能力。研究表明，接

受补肾益肝中药治疗 3 个月经周期或以上，可明显改善卵巢储备功能不良患者的抗米勒管激素（AMH）、卵泡刺激素（FSH）和雌二醇（E_2）水平和窦卵泡计数（AFC）。对于怀孕后有先兆流产表现或者既往存在不良孕史的女性，术后推荐采用中药积极保胎。诸多研究报道中药在安胎方面疗效显著，且安全性高。目前中药在辅助生殖领域应用较成熟，胚胎移植后给予中药促着床及保胎，可显著提升着床率、妊娠率，保胎持续至 12 周以上能显著降低早期流产的风险。

（2）有些中药备孕及怀孕后不可用

根据中药对于胎元损害程度的不同，一般可分为禁用与慎用。禁用的大多是毒性较强，或药性猛烈的药物；慎用的有通经祛瘀、行气破滞，以及泻下、性味辛热的药物。

凡禁用的药物，绝对不能使用；慎用的药物，则可根据孕妇患病的情况，酌情使用，但没有特殊需要应尽量避免。还应提醒孕妇的是，许多中药会引起不良反应，常以配方形式出现在中成药之中，因而对含有这类中药的中成药必须慎用。参考 2020 年版《中华人民共和国药典》，我们将禁用和慎用的中药列在下面。

禁用药物：雷公藤、三棱、干漆、土鳖虫、大皂角、天山雪莲、千金子、千金子霜、生川乌、马钱子、马钱子粉、天仙子、生巴豆、巴豆霜、水蛭、甘遂、朱砂、全蝎、红粉、芫花、两头尖、阿魏、京大戟、闹羊花、生草乌、制草乌、牵牛子、轻粉、洋金花、莪术、猪牙皂、商陆、斑蝥、雄黄、黑种草子、蜈蚣、麝香、罂粟壳。

慎用药物：人工牛黄、三七、大黄、川牛膝、制川乌、小驳骨、飞扬草、王不留行、天花粉、生天南星、制天南星、天然冰片、木鳖子、天然牛黄、片姜黄、牛膝、艾片、白附子、玄明粉、芒硝、西红花、肉桂、华山参、冰片、红花、芦荟、苏木、牡丹皮、皂矾、人工牛黄、附子、苦楝皮、没药、郁李仁、虎杖、金铁锁、乳香、卷柏、枳实、禹余粮、禹州漏芦、急性子、桂枝、桃仁、凌霄花、益母草、通草、黄蜀葵花、常山、硫黄、番泻叶、蒲黄、漏芦、赭石、薏苡仁、瞿麦、蟾酥。

（3）汤药好还是中成药好

汤药：传统汤药其实就是我们说的水煎剂，即水煮去渣后取得的药液，可以口服，可以外洗，也可以灌肠。古人说"汤者，荡也"。汤药有易吸收、疗效快的特点，能够辨证后精准施治，更好地针对主证、兼证、次证，以及个体特殊性进行遣方用药和随证加减。

中成药：中成药是指在中医药理论指导下，经过药学和临床研究，获得国家药品管理部门的批准，以中医处方为依据，以中药饮片为原料，按照规定的生产工艺和质量标准制成一定剂型，质量可控、安全有效的药品。中成药按照不同的用药途径，可以分为注射剂、内服制剂和外用制剂。中成药具有方便携带、运输和服用的特点，而且随着中药剂型的不断研究和发展，以及与现代科技的结合，能够更快更好地发挥药效。但中成药是固定组方，缺乏随症加减药物的灵活性。

汤药和中成药各有利弊，患者可以根据自身情况进行选择。比如，根据患者的舌象、脉象、临床症状综合辨证后，与中成药主治一致时，中成药和汤药均可使用，否则建议口服汤药。然而需要注意的是，无论是汤药还是中成药，孕妇应注意避免禁用药的使用，不必要情况下尽量避免慎用药的使用。

第二部分

备孕路上带你扬帆起程

五、如何判断你的种子够不够——卵巢储备功能

1. 女性一生的卵子数量有400~500个

女性出生时就有上百万个卵泡，随着年龄增加，卵泡在慢慢减少。随着青春期的到来，卵泡开始了漫长的旅途跋涉——

原始卵泡　　初级卵泡　　卵母细胞　　次级卵泡　　窦卵泡

卵子　　　　排卵　　　形成黄体　　黄体　　　黄体退化

排卵。正常情况下，女性每个月都会有 3～11 个卵泡慢慢生长发育，从直径 0.04mm 左右的小卵泡开始，越长越大，越长越圆。紧接着，一群小卵泡中会有 1 个卵泡成为"种子卵泡"，接着生长发育，也就是"优势卵泡"，并开始预备"逃出"卵巢，完成排卵的过程，而那些未排出的卵泡则会慢慢凋亡，消失不见。整个过程都是不可逆的，这意味着女性的卵子数量只会越来越少。

女性从初潮 13～14 岁算起，到 45～55 岁绝经，需要经历 30～40 年的月经时间。月经规律的人每个月排 1 次卵，1 次排 1～2 个，每年排 12 次卵，共计有 400～500 个卵子。虽然每一枚卵子都代表着一次受孕机会，但真正适合怀孕的卵泡却少之又少。目前，普遍认为 23～32 岁女性具有身体功能好、胎儿存活率高、流产风险小、畸形率低、遗传病少的优势。因此，女性的最佳受孕机会仅有几十次，每一次都弥足珍贵。

2. 年龄与生育力

年龄是生育力最重要的因素。有人认为，随着现代人类寿命的增加，女性的生育力也变得更好。当然不是这样，我们前面说过，女性一生就只有 400 多个卵子，随着年龄增长，卵子数量越来越少，尤其是在 35 岁之后，卵巢储备加速消耗，卵母细胞质量亦随之下降，伴随而来的就是胚胎质量下降。无论是自然妊娠还是借助辅助生殖技术助孕，30～35 岁女性妊娠率均呈下降趋势，且随着年龄的增长，下降趋势愈加明显，同时胎停育、自然流产等不良孕史的风险逐渐增加。

年龄增长对生育力的坏影响无法逆转，最好的解决措施就是把握最佳生育年龄，然而现实是高龄生育的女性人数越来越多。笔者给各位女性的建议是，如果未来有生育计划，就尽可能在最佳生育年龄，也就是 23~32 岁的时候准备妊娠，成功受孕并妊娠的概率将会大大增加。

3. 如何评估你的生育力

生育力即获得妊娠的能力，通俗来讲，就是生育孩子的能力，能正常地完成产生卵母细胞、排卵、受精和孕育胎儿的过程。在正式备孕前，医生会综合女性的年龄、BMI、身体健康情况、既往病史、生活方式等信息，完善相关检验检查，评估女性的生育力。主要评估内容包括卵巢储备功能、生殖道结构和功能、全身状态。下面给大家展开来讲讲，如何评估女性的生育力。

（1）卵巢储备功能

① 初步评估——年龄：正如前面提到的，评估卵巢储备功能首先要评估年龄，女性的最佳生育年龄是 23~32 岁，随着年龄增加，卵巢功能逐步减退，尤其是在 35 岁之后，卵泡的数量、质量降低，妊娠的可能性降低，胎停育和流产率升高。虽然随着女性年龄增长，卵巢储备功能会下降，但同一年龄段不同人的下降速度不一样。因此，年龄仅作为初步评估的手段。

② 有力手段——女性激素：抽血检测女性激素是评估卵巢功能的重要指标。女性激素检查常包括卵泡刺激素（FSH）、黄

体生成素（LH）、雌二醇（E₂）、抗米勒管激素（AMH）、抑制素B（INH-B）等。评估卵巢功能，往往需要多项指标结合来看，当月经期处于基础状态下的 FSH＞10U/L 或 FSH/LH＞2 或伴有 E₂ 升高，比如 E₂＞74.9pg/mL，或者 INH-B 降低，比如 INH-B＜40～56ng/L，常提示卵巢功能减退。AMH 是检测卵巢储备功能的可靠指标，反映体内剩余卵母细胞的数量，且不随月经周期发生明显变化，在月经任何时期都可检测。AMH 在 25 岁左右达峰值，之后随着年龄增加，AMH 值逐渐降低，35 岁之后表现更为明显，也提示卵巢储备功能逐渐变差，生育力降低。AMH 与性激素（FSH、LH、E₂）等反映的意义略不相同。目前临床上常推荐两者联合检测。

③ 重要方式——超声检查：通过阴道超声监测窦卵泡技数（AFC）也能较好地反映卵巢储备功能。AFC 是指在月经期第 2～4 天卵巢内直径 2～9mm 的窦卵泡数目，正常范围应是双侧卵巢 AFC 总数≥9 个，单侧＜12 个。如果双侧卵巢 AFC 总数＜5～6 个，提示卵巢储备功能减退的可能。

④ 新技术：随着现代技术的不断发展，越来越多新技术开始应用于临床，例如氯米芬试验用于测定卵巢储备，敏感性较FSH 更强。在月经周期第 2～3 天测血清 FSH 水平，第 5～9 天服氯米芬 100mg/d，第 10 天再次检测血清中 FSH 的值，如果FSH≥25U/L 则为异常，意味着卵巢储备功能较差。

（2）排卵功能

卵泡逐渐长大，若想跟精子汇合，首先要能冲出卵巢，完成排卵的过程，那么女性如何知道自己排没排卵呢？如果女性月经周期比较规律，也就是范围在 21～35 天，排卵则发生在下一周期前的 14 天左右。要是遇到了月经周期比较乱的女性，那么就可以采用基础体温监测法、排卵试纸法、血清孕酮测定法、经阴道超声法来辅助监测排卵。

基础体温监测法：从月经期开始记录晨起体温，正常的基础体温变化会在排卵日后升高 0.3～0.5℃，当出现体温升高 0.3～0.5℃的时候，就开始进入排卵后期了，一般持续 12～14 天开始下降，且伴随着下次月经来潮。

排卵试纸法：采用排卵试纸验尿的方式判断有无排卵，月经周期为 28 天的女性，从月经第 12 天开始拿排卵试纸检测，当试纸呈现明显的两条杠，即强阳时，提示即将排卵，一般排卵的时间在由强阳转弱后 24～48 小时内，备孕者可在此期间安排同房。月经周期＜28 天者，可早几天开始拿试纸检测，同样，月经错后者，可晚几天开始检测。

血清孕酮测定法：正常情况下，排卵后 6～9 天黄体开始分泌孕酮，此时抽血检测血清孕酮，呈增高趋势，若孕酮＞5ng/mL 提示已排卵，孕酮＞10ng/mL 提示黄体功能尚可，孕酮＞15ng/mL 提示黄体功能很好。但孕酮并不是判定排卵的金标准，少数情况下，卵泡长大后未排出者，即未破裂卵泡黄素化时，孕酮也可能升高，此时应联合阴道超声判定。

经阴道超声法：阴道超声可以直观观察卵泡从小到大生长、发育、成熟及排出的过程，若出现成熟卵泡缩小或消失、子宫直肠凹积液、内膜转换等情况，通常提示排卵。对于备孕的女性，更推荐经阴道超声监测排卵。

（3）生殖道结构和功能

除以上因素外，我们还要关注阴道、宫颈、输卵管、盆腔的结构和功能，根据女性的身体情况决定是否完善相关检查。例如，通过超声观察子宫及子宫附件是否有异常病变，常见的有子宫肌瘤、子宫内膜息肉和子宫腺肌病，还可以通过子宫输卵管造影检查输卵管的通畅性。针对盆腔因素导致的生育问题，宫腹腔镜手术可以发现、诊断异常的盆腔情况，检查是否有宫腔粘连、盆腔内异症、盆腔粘连、输卵管病变等。

（4）全身因素

除了妇科疾病，还应关注是否有全身性疾病影响女性的生育力，例如甲状腺疾病、血液系统疾病、遗传病、手术、放化疗史等。甲状腺功能异常可能会导致流产的风险增加，血液系统疾病如贫血、特发性血小板减少性紫癜会影响胎儿的生长发育。遗传病方面，例如染色体异常、染色体拷贝数变异、Y染色体微缺失、基因突变等，可能会引起卵母细胞成熟障碍、胎儿发育异常。

4. 卵子质量如何体现

生命起源于受精卵，但从卵子开始，就已经在影响着胚胎。卵子的质量与受精成功、胚胎健康发育都有密切的关系。那么应该如何判断卵子的质量呢？

（1）女性激素检查

于月经周期第 2~4 天行女性激素检查，综合分析卵泡刺激素（FSH）、黄体生成素（LH）和雌二醇（E_2）的值。如果检查结果提示卵巢功能减退，那么卵子的质量也会下降。

（2）超声检查

月经周期第 12 天于医院做经阴道超声检查，监测卵泡的发育情况，正常的成熟卵泡大小为 1.8~2.2cm，形状偏圆，壁薄，透声好。如果卵泡未发育成熟就已经排出，则提示卵子质量可能不佳，胎停育或流产的概率也会增加。也有人认为，卵泡形状为扁圆或椭圆形可能提示卵泡质量不佳，此时可以抽血查雌激素，当雌激素水平偏低时，则提示卵泡发育不良，质量不佳。

（3）排卵期分泌物

排卵期分泌物可以反映雌激素的变化。若分泌物呈蛋清样透明、质黏稠、可拉丝，提示雌激素水平较高。若分泌物量少、持续时间短、不拉丝，提示卵泡发育不好，可能提示体内雌激素水平偏低。但分泌物并不是决定性因素，还需要结合其他指标综合判定。

（4）排卵试纸

观察排卵试纸的阳性时间，若是持续时间比较长，超过 15 小时，说明卵子质量好。若显色深也可以在一定程度上说明卵子质量好。若排卵试纸的强阳时间短或显色非常浅，则提示卵子质量较差。若用排卵试纸无法测得阳性，则提示卵子质量不高，或是尚未发育成熟时便被排出。排卵试纸法有一定的误差，准确结果仍以超声监测排卵为准。

（5）基础体温

基础体温随女性月经周期变化。正常情况下，基础体温会在排卵日后升高 0.3～0.5℃，且维持 12～14 天。若发现基础体温出现由低温到高温时间短、体温变化趋势不规律、持续高温时间不足 12 天、体温上升幅度不足 0.3℃、月经来潮后体温下降缓慢等情况，常提示卵泡发育不良、黄体功能不足。

5. 卵泡发育的"层层选拔"——从了解窦卵泡数开始

卵泡从原始状态到发育成熟，中间经历多个阶段，这就好比层层选拔干部的过程。如果把每个月经周期中的那个成熟卵泡比喻为"百里挑一的正式干部"，那么我们这里所讲的窦卵泡便是发育出成熟卵泡的前一环节，可以理解为"若干预备优秀干部"。而这些"预备优秀干部"的多少也能反映出"人力资源库"的储备情况，也就是说，窦卵泡计数在一定程度上能反映出女性的卵巢储备功能。由此可见，了解窦卵泡数就显得尤为重要。

卵巢中窦卵泡的数目会随着年龄的增加而呈现出逐渐减少的趋势。一般而言，卵巢储备功能正常的女性单侧卵巢窦卵泡数为 5～10 个。若高出或低于此范围都可能提示卵巢功能出现问题。

6. 窦卵泡数多就一定是件好事吗？当然不是

既然窦卵泡数能反映卵巢功能，那么窦卵泡数多就一定是件好事吗？答案其实不然。当一侧卵巢有 12 个以上卵泡时，常会考虑卵巢多囊样改变。打个比方，公司预留了一大堆的预备人选，却因为种种原因不能选出一个正式干部，这不就造成"人才堆积"了吗？

卵巢多囊样改变是诊断多囊卵巢综合征的标准之一。多囊卵巢综合征出现窦卵泡数多的主要原因是，患者体内有雄激素升高或胰岛素升高等内分泌紊乱，这些异常内分泌指标可以导致卵巢内窦卵泡发育迟缓，不能形成优势卵泡，进而造成窦卵泡累积。

此外，有一部分女性在辅助生殖过程中行促排卵方案时，卵巢对促排卵药物的反应过度，会激活过多的卵泡生长发育，进而表现为卵巢内卵泡数增多。但值得注意的是，这种现象在医学上称为卵巢过度刺激综合征，和多囊卵巢综合征是两种完全不同的病理状态。

7. 窦卵泡数少——是真的减少，还是长不出来

当双侧卵巢窦卵泡数之和小于 5~7 个时提示窦卵泡数少，常同时伴有 AMH < 0.5~1.1ng/mL。窦卵泡"真的减少"多提示卵巢功能下降，是卵巢内卵泡池的储备不足所致；而窦卵泡

"长不出来"则提示卵巢对促进卵泡生长发育的激素信号不敏感。相较而言，前者比后者常见。

卵巢功能下降有正常和异常之分。一般女性在 35 岁后卵巢功能会逐渐下降，窦卵泡数和 AMH 逐渐减少，这属于正常生理现象。病理性的窦卵泡数减少多发生于 40 岁以下的女性，并且伴有卵泡刺激素（用于辅助评价卵巢功能的血液指标）的异常升高，由此说明其卵巢功能与实际年龄不相符。这就好比 25 岁的年龄却长着一个 40 岁女性的卵巢。这种病理现象常出现在早发性卵巢功能不全和卵巢早衰两种疾病中。其中，早发性卵巢功能不全是指小于 40 岁的女性，窦卵泡数少的同时伴有 FSH ＞ 25IU/L；而卵巢早衰是小于 40 岁的女性，窦卵泡数少的同时伴有 FSH ＞ 40IU/L。

前面提到的窦卵泡"长不出来"，虽然是因为卵巢对促进卵泡生长发育的激素信号不敏感，不能有正常卵泡发育和排卵及月经的来潮，但这部分女性卵巢内的真正卵泡储存数目和功能是正常的，是符合自身年龄变化的。这在医学上称为卵巢不敏感综合征。

窦卵泡数还和卵巢对促排卵药物的反应有一定的相关性。在辅助生殖时，有一些女性自身卵巢功能下降，且卵巢对促排卵药物的反应也不佳，最终所获得的卵子数量少，这称为卵巢低反应。

8！卵巢受伤，功能下降——"明枪尽量躲，暗箭真难防"

各种因素刺激所造成的卵巢受伤会导致卵巢功能逐渐下降。

简而言之，损伤卵巢的原因大致可以分为 2 类。一类是以社会心理、周围环境、医疗等为主的外在因素，另一类是与遗传或者自身免疫疾病相关的内在因素。外因好比"明枪"，应当尽量减少或避免；内因好比"暗箭"，应当尽早查明，采取针对性治疗。

社会节奏的加快和工作压力的增加会引发焦虑、抑郁心理，长此以往会导致身体内部的神经和内分泌功能紊乱，进而影响卵巢功能。现有研究表明，生活环境中的污染物质，室内家具、装饰材料及生活用化学品等的广泛使用均有可能损伤卵巢。医疗方面多是因为患有卵巢巧克力样囊肿、卵巢良恶性肿瘤等卵巢疾病，需要手术或者盆腔放射治疗、化疗等，这些医疗操作有可能直接或者间接地影响卵巢，造成卵巢功能下降。

内因包括遗传因素导致的先天性卵巢功能不良，或者因为患有自身免疫性疾病，而使得自身免疫系统对卵巢造成"攻击"，进而损伤卵巢。

知道了伤害卵巢的"明枪"和"暗箭"，那么针对病因进行卵巢功能的保护就显得较为重要。从心理方面来说，女性应学会自我减压，放松心态，做好心理疏导，保持心情愉快。生活方面，避免熬夜节食，坚持运动锻炼，增强体质，均衡膳食营养，尽量选择干净舒适的生活环境。对于医源性因素，建议主诊医生最大限度地保护卵巢，采取对卵巢刺激小、损伤少的手术方式、放疗方案和化疗药物。若考虑是由于遗传或自身免疫性疾病引起的卵巢功能下降，一定要去正规的专科医院早做治疗，以免错过最佳治疗时机。

9. 治疗选择——中西医结合是您的 "左膀右臂"

西药的选择应该在医生的指导下，合理使用天然维生素 E、辅酶 Q10、脱氢表雄酮（DHEA）等。研究表明，这些药物可以从抗氧化等方面提高卵子的质量与数量，保护卵巢功能，增加受孕概率。

此外，中医药的治疗也有一定效果。中医学认为，肾主司生殖功能和月经规律来潮。卵巢功能下降所表现出的生育力下降和月经不调，在中医看来主要是肾脏中的精气阴阳失衡所致。中医学认为，女性体质的偏颇也会增加对本病的易感性。因此，建议对中医药和针灸等治疗有需求的女性前往正规中医医院或中医诊所就诊。

六

你能顺利播种吗
——排卵障碍

你是不是平时月经总不准时？想要备孕才发现算不明白自己的排卵期。排卵试纸没有测到强阳，去医院一查发现自己的卵泡居然长不大。如有雷同，不是巧合，一定要警惕自己是否存在排卵障碍，特别是备孕超过 1 年或反复流产的女性。

排卵障碍包括稀发排卵和无排卵，约有 25% 的女性不孕是因为排卵障碍，其主要临床表现为闭经、月经紊乱或不孕症，次要临床表现为体重增加、多毛或乳房痛感的缺失。排卵障碍其实是单纯从排卵角度来定义的一个名词，很多的疾病都会出现排卵障碍，但是病因较复杂，及时诊断是治疗的关键。

1. 先有月经还是先有排卵

你还记得上次来月经是什么时候吗？你的月经是不是经常提

前报到，或者迟迟不来，甚至自己也摸不准它的规律？作为一名"独立女性"，日常忙于工作，一日三餐尚且不能保证，更别提1个月才见1次的大姨妈了。

月经周期紊乱是排卵障碍最常见的表现之一，也是很多患者最初来就诊的原因。其实，它更像是身体发出的求救信号。

那么月经和排卵有什么关系呢？月经是伴随卵巢周期性变化出现的子宫内膜周期性脱落和流血。所以，排卵是"因"，月经是"果"。

我们的卵巢不仅能储藏种子，还要负责播种。进入青春期后，在卵泡刺激素（FSH）的刺激下，我们储备的种子——卵泡会有一批被召集并筛选，它们之中只有1~2个"天选之子"可以发育至完全成熟并从卵巢排出。卵泡排出后，卵巢会形成黄体分泌大量雌、孕激素。如果排出的卵泡没有遇见"小蝌蚪"（精子），黄体等待14天后将萎缩、退化，雌、孕激素水平快速下降，"大姨妈"就如期而至。这就是一个完整的卵泡周期性变化过程，这个过程中产生的雌激素和孕激素会同步影响子宫内膜。月经不规律的"果"为我们敲响警钟，提示我们可能这一批卵泡没有"天选之子"，或者是它没有顺利排出。

2. 什么时候排卵

从本次月经来潮开始到下次月经来潮第1天称为1个月经周期，正常生育年龄的女性卵巢每月只排出1个卵子。女性的排卵日期一般在下次月经来潮前的14天左右。排卵时，我们的身体可能会出现一些变化，但别担心，这些都是正常的。

（1）生理性腹痛

在排卵过程中，随着卵泡和卵泡液的增加，卵巢的压力会增加。当卵泡破裂时，卵泡液将与血液一起流入腹腔，刺激腹膜，可能会导致生理性腹痛。

（2）分泌物增多

排卵期间，雌激素水平显著升高，导致阴道分泌物量增加，分泌物本身将变得更加透明和稀薄。

（3）体温升高

排卵后孕激素水平的升高会使体温升高，比正常体温高0.3～0.5℃。

（4）情绪变化

排卵期女性体内的激素水平升高，对激素敏感的女性容易产生情绪波动。

3. 怎样知道自己有没有排卵

了解排卵的方法有很多，有的可以自己在家完成，有的则需要在医院监测。这些方法各有优缺点，可根据自己的需求选择不同的方法，有时需要多种方法联合使用来了解排卵情况。

（1）日历法

对于月经规律的女性而言，排卵日前 5 天和后 4 天均属于排卵期，即为可能受孕的时间。从本次月经来潮第 1 天到下次月经来潮第 1 天称为 1 个月经周期，正常生育年龄的女性卵巢每月只排出 1 枚卵子。女性的排卵日一般在下次月经来潮前的 14 天左右，这也是许多手机应用软件推测排卵时间的方法。

（2）基础体温测定（BBT）

由于孕激素对下丘脑体温调节中枢的兴奋作用，女性在排卵后基础体温会升高 0.3~0.5℃，所我们可以通过体温的变化来推测排卵时间。

具体操作：准备一支体温计，睡前把体温计的水银柱甩到正常体温以下，放在枕边，早晨醒后立刻把体温计含入口中，注意体温计需放在舌下大约 5 分钟，然后将体温标记在基础体温记录表中，一般至少需要连续记录 3 个月。

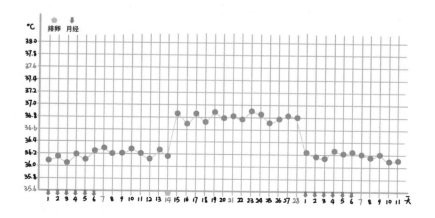

当然，现在还有智能基础体温计，测温后可以自动绘制基础体温曲线，并根据全周期体温记录确认是否排卵及排卵质量。

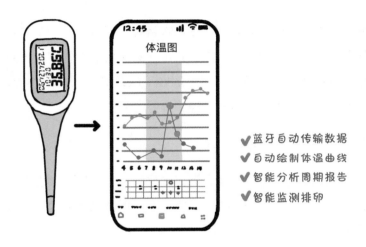

（3）黄体生成素（LH）检测试纸（排卵试纸）

检测试纸在月经后的第 10 天开始使用（如果月经不规律也可以自月经结束后开始）。一般排卵试纸显示强阳性后的 24～48 小时内会排卵，这段时间同房有利于增加受孕概率。若试纸颜色加深，就要增加尿液检测频率，这样才能够捕捉到强阳，找到正确的排卵时间。

具体操作：用尿杯收集尿液，将试纸带有箭头标志的一端垂直浸入尿液，注意不要超过 MAX 线，3 秒后取出，10～30 分钟内判断结果。

（4）阴道超声监测排卵

从来月经开始算，第 10 天左右开始进行超声监测，通过

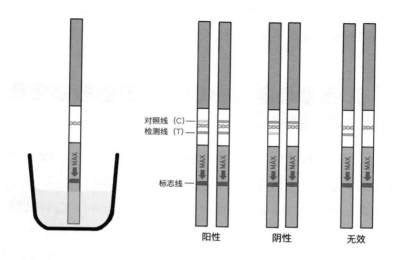

超声动态且直观地观察卵泡的变化，判断是否有成熟卵泡发育和排出。在做腹部超声检查时必须憋尿，膀胱充盈才能看清楚子宫和卵巢，如果卵泡比较小，容易受到肠道的干扰，导致监测不准确。阴道超声检查相对清晰，可以直接从影像判断是否排卵。

（5）血清孕激素测定

孕激素由黄体和卵巢分泌，是类固醇激素合成的中间代谢产物。孕激素的生理作用是使经雌激素作用的、已处于增殖期的子宫内膜继续发育增殖、增厚肥大、松软和分泌黏液，为受精卵着床做准备，对维持正常月经周期及正常妊娠具有重要作用。因此，在不同时期，孕激素的浓度不同。

可以参考孕激素指标判断排卵的日期和质量，但是孕激素的浓度并不绝对，有多种因素导致孕激素值紊乱，如熬夜、饮酒等。因此，建议结合以上方法进行卵泡监测，可以更为准确地推算排卵时间，提高受孕概率和优生优育水平。

4. 为什么按照手机应用软件指导排卵期同房还没怀孕

月经规律的女性，其排卵周期大概率也是规律的，可以使用手机应用软件记录的月经周期来推算排卵期。但是，如果你的月经经常提前、拖后或者找不到规律，那么你的排卵很有可能也不规律，无法通过计算日期的方法推导排卵时间。

月经准时准点报到，也按照手机应用软件提示或者遵循医嘱规律同房，但还没有怀上宝宝，也不需要担心。怀孕也是概率事件，一击必中的情节大多只发生在电视剧里。研究显示，大约85% 的夫妻可在 1 年内获得妊娠，所以如果你既往有妇科病史或者已经备孕 1 年了，那么我们就要提高警惕，尽快前往医院，根据医生的指导仔仔细细检查一番了。

5. 月经不规律如何监测排卵

如果月经不规律，我们可以使用测量基础体温、LH 试纸的方法来监测排卵。孕激素会在排卵后升高，并兴奋下丘脑体温调节中枢使基础体温升高。所以，月经不规律的女性可以通过测量基础体温间接判断排卵情况。同时，基础体温法可以与其他方法相结合监测排卵。

6. 为什么排卵试纸测不到强阳

排卵试纸检测不到强阳，首先需要注意是不是使用方法错误了。

（1）检测前2小时尽量少喝水

饮用大量水容易增加尿量，稀释尿液中黄体生成素的含量，影响检测结果。

（2）错过检测时间

尿液中黄体生成素的含量在排卵前一天会达到高峰，卵子排出以后会逐渐由强阳转为弱阳，这个过程很快，如果1天只检测1次很容易错过LH高峰。所以，当出现弱阳或试纸颜色加深时，可以半天检测1次尿液，适当增加检测频率。

（3）排卵试纸质量不过关

要在规定时间内（一般是15分钟以内）观察试纸反应结果，若排卵试纸过期，或试纸储藏不当，都会影响最终的检测结果。

如果以上问题都排除了，那可能是因为没有成熟卵泡形成和排出。比如，内分泌失调、多囊卵巢综合征等原因导致排卵异常，如小卵泡排卵会致使体内黄体生成素分泌不足，所以检测结果一直没有出现强阳。

7. 为什么排卵试纸测到强阳，医生却说我没排卵

排卵试纸是通过检测黄体生成素（LH）水平间接反映排卵情况，所以如果体内 LH 水平升高，即使没有排卵也会使排卵试纸出现强阳性的结果，常见的就是发生卵泡黄素化。卵泡黄素化是指卵泡成熟后未破裂，直接原位黄素化后形成黄体，它也和正常排卵后形成的黄体一样会分泌孕激素，造成类似排卵的假象。卵泡黄素化时 LH 水平会随着卵泡的增大缓慢升高，但无明显峰值或有多个峰值。排卵试纸若出现 3~8 天的长时间阳性，说明有卵泡黄素化的可能。所以，排卵试纸结果可能并不完全准确，可以同时结合 B 超监测排卵。

8. 什么时候去做超声监测排卵

对于月经周期是 28~30 天的女性，一般在月经周期第 10 天开始监测，若月经周期小于 28 天或大于 30 天，可适当提前或延后超声监测起始时间。对于月经不规律的女性，为保证不错过排卵时间，可用最短月经周期计算月经时间（如月经周期为 24~35 天不等，即以 24 天作为月经周期计算），并在下一次月经来潮前 20 天左右开始监测。卵泡直径小于 10mm，通常 3 天进行 1 次监测。卵泡直径在 10~14mm，需要 2 天监测 1 次排卵。如果卵泡直径大于 15mm，通常每天监测 1 次。在卵泡增大到 18~20mm 时遵医嘱同房，24 小时后复查超声监测卵泡是否排出。

9. 为什么卵泡会长老了

超声监测到优势卵泡就一定能顺利排卵吗？当然不是。卵泡就是一团细胞里边有一个卵子，卵泡破裂，这个卵子随着这些水、卵泡液排出来，这个过程就是排卵。但是有的卵泡并不会破裂，而在卵泡位置发生黄体化并分泌孕激素，我们称为黄素化未破裂卵泡综合征，即卵泡黄素化。发生卵泡黄素化的原因有很多，如纤维蛋白溶酶原、蛋白溶解酶等活化剂活性不足，影响其溶解滤泡壁的作用；工作压力过大、情绪紧张等导致内分泌失调，促性腺激素分泌减少，继而影响卵巢功能，或影响卵巢黄体生成素受体的合成，使卵泡对黄体生成素反应迟钝，未经排卵而直接黄素化；子宫内膜异位症、盆腔炎等疾病，容易引起盆腔结构的改变，导致卵巢被粘连、包裹，从而影响卵泡的排出。

10. 超声发现卵巢囊肿，为什么过几个月又消失了

卵巢囊肿属于良性疾病，是妇科比较常见的多发性疾病，在育龄期女性中好发，发病率约为 15%，近几年其发病率有所升高。这种会自己消失的卵巢囊肿多为生理性囊肿，滤泡囊肿和黄体囊肿是卵巢生理性囊肿。滤泡囊肿多是由于没有及时排卵而引起的，可以随着女性身体激素的改变而自行吸收，一般不会影响到女性正常的排卵功能。黄体囊肿是女性在排卵后出现的一种生理性囊肿。女性在排卵后，卵泡液流出，卵泡周围的颗粒细胞内

腺就会形成黄体。如果黄体内有血管破裂，黄体内就会充满液体，形成囊性结构。

11. 哪些因素会影响正常排卵

影响排卵的因素有很多，下丘脑垂体功能的衰竭和障碍、卵巢功能减退都会影响排卵。

病情危重时，机体产生的代谢性应激，在创伤、精神打击下产生的生理性应激，个体的内稳态受到社会心理威胁时产生的心理性应激，或节食导致体重快速下降，以及过度运动都会引起下丘脑垂体功能衰竭，出现无排卵而闭经。

另外还有两种特殊的疾病会导致下丘脑垂体功能衰竭，即低促性腺素性功能减退症和希恩综合征。低促性腺素性功能减退症是因先天性下丘脑 GnRH 神经元功能受损，导致 GnRH 合成、分泌或功能障碍，并进一步导致垂体分泌促性腺激素减少，引起性腺功能不足的疾病；而希恩综合征是产后大出血、休克造成垂体前叶急性坏死而丧失正常功能，促性腺激素分泌不足导致无排卵。

引起下丘脑垂体功能障碍最常见的疾病就是多囊卵巢综合征（PCOS）。PCOS 与遗传有关，也与肥胖、不良生活习惯密切相关。另外，高泌乳素血症也会影响排卵。

早发性卵巢功能不全和卵巢不敏感综合征也会出现卵巢功能过早衰退，导致卵巢不能周期性地排卵。

12. 甲状腺功能会影响排卵吗

甲状腺功能是指甲状腺合成分泌甲状腺激素的功能，甲状腺激素在人体中有很重要的作用，可以促进新陈代谢和生长发育，调节神经系统发育，促进产热功能。甲状腺激素过高也称甲亢，甲状腺激素过低称为甲减，甲状腺激素异常会引起性激素紊乱，导致女性出现排卵异常、月经不调，从而引起不孕的情况出现。有研究报道指出，多囊卵巢综合征患者合并甲状腺功能减退或亚临床甲状腺功能减退的概率很高。本身甲状腺功能就会影响排卵，如果不积极治疗则更难纠正多囊患者排卵。因此，备孕女性应控制好甲状腺激素的水平，甲状腺激素过高或过低都会影响怀孕。

13. 有什么办法改善排卵吗

排卵障碍的治疗要先明确病因，且促排卵治疗需要个体化。所以，一旦你怀疑自己存在排卵障碍的问题，应及时到医院就诊，遵医嘱治疗。

那么我们自己可以做些什么呢？首先，要积极配合医生的检查和治疗。其次，可以调整生活方式和作息，对于肥胖型排卵障碍的患者，特别是 PCOS 患者，通过生活方式的调整，可使患者体质量指数下降，胰岛素敏感性增加，高胰岛素血症等生殖内分泌紊乱得以有效改善，一方面可恢复其自发排卵，另一方面可增加其对促排卵药物的敏感性，提高排卵率及妊娠率。再次，远离环境中的有害化学物质，如食用添加剂、残留农药，减少汞、苯的暴露，戒烟戒酒，减少被动吸烟。最后，找到适合自己缓解压力的方式，可以进行户外运动，或与家人、朋友多沟通，如果存在严重的情绪问题，应及时向专业人士咨询。良好的心情、有效的心理干预可缓解排卵障碍性不孕症患者的负性心理，进而提高妊娠率，降低治疗中断率。

七、

道路不通畅，当输卵管
影响怀孕时应该怎么办

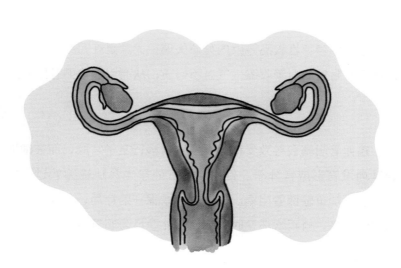

1. "谁在运输路上翻了车" ——输卵管阻塞的常见原因

受孕是一个复杂的生理过程，每一个环节都至关重要。输卵管更是劳苦功高，它是"精子先生"和"卵子小姐"相遇的必经之路，并为他们的结合提供场所。输卵管阻塞是造成女性不孕的常见原因之一。其实，中西医对于输卵管阻塞的认识有所不同。接下来让我为大家解释一下输卵管阻塞的常见病因。

（1）炎症"搞事情"

经期内阴环境湿度大，较适合细菌滋生和繁殖，或者同房时，如果清洗不当或不注意卫生，就很容易引起感染，如细菌感染、支原体感染、衣原体感染，引起阴道炎、宫颈炎、子宫内膜炎等，不及时治疗会导致输卵管炎，最终引起输卵管阻塞。

（2）过度"凉薄"导致"截和"

过度依赖凉性食品导致内分泌失调，尤其是在月经期间，容易使子宫附近的血管收缩，气血不畅通，从而引起输卵管阻塞。

（3）既往宫外孕"安家"

输卵管阻塞会导致受精卵不能正常移行至子宫腔，而在输卵管壁内发育形成宫外孕。但同时，宫外孕也会让输卵管过度扩张，从而加重输卵管阻塞。既往宫外孕保守治疗后，多伴随患者输卵管阻塞，当再次怀孕时，该侧宫外孕风险明显增大。

（4）手术伤及"亲家"

在宫腔、盆腔及腹腔手术时，容易引起病原菌侵入盆腔，可能造成盆腔炎，从而导致输卵管炎。特别是在做人工流产、宫腔镜手术和子宫输卵管造影时操作不当，就会损伤输卵管壁而导致压迫、黏膜增生及粘连，加重输卵管阻塞的情况。

（5）互相影响导致"性格不合"

长期心理压力、焦虑等情绪状态不良，会影响人体内分泌系统和自主神经系统，进而影响女性生殖系统，产生内分泌失调、卵巢功能异常等问题，从而导致输卵管阻塞。

（6）其他事情在"搞怪"

痛经严重时，子宫强烈收缩，会把脱落的子宫内膜或血块，压向输卵管，引起子宫内膜异位，导致生理性、机械性阻塞输卵管。其他如输卵管结石、输卵管腺肌病、放射治疗等也可以导致输卵管阻塞。

（7）中医学对输卵管阻塞病因的认识

对于女性朋友来说，输卵管阻塞可谓是一个十分烦恼的问题，可是你们知道吗？中医学也可以对这个问题进行病因病机和辨证分型分析。

首先，我们需要知道输卵管阻塞是由什么原因引起的。中医学认为，输卵管阻塞主要是由身体内的寒湿邪气所致。这种邪气会阻塞经络，排泄不畅，导致寒气凝结、血液瘀堵、气机壅滞等，最终导致输卵管阻塞。

接下来，就让我们来看看中医学对输卵管阻塞是如何进行辨证分型的吧。

① 寒凝型：这种类型的输卵管阻塞主要是由于体内寒气过重而导致的。患者常会出现腰腹冷痛、月经不调，甚至会有小腹坠胀。

②血瘀型：这种类型的输卵管阻塞则是由于身体内的气血运行不畅所致，导致了血瘀。患者常会出现痛经、不孕、月经量少或者颜色深等症状。

③湿浊型：这种类型的输卵管阻塞则是由于身体内湿气过重，导致经络堵塞。湿浊内阻日久不化，又会出现湿热壅滞，进而湿热瘀阻，这时就会伴有小腹胀闷、疼痛、白带色黄、阴部瘙痒等炎症的表现。

综上所述，造成输卵管阻塞的原因有很多，既有外因，又有内因。在日常生活中要注意避免感染，保持健康，养成良好的生活习惯和心态，从而降低输卵管阻塞的患病率。同时，若出现不孕不育等情况，应及时就医，进行全面的检查和治疗。

2."高速路况实时知晓"——如何判断输卵管是否阻塞，输卵管阻塞有哪些症状

首先，大家要知道，输卵管不通是导致不孕不育的主要原因之一。所以，如果你已经尝试怀孕一段时间却没有成功，那么就要想到输卵管问题啦！

（1）如何判断输卵管是否阻塞了呢

第一种方法就是进行子宫输卵管造影检查（HSG）。这个检查过程非常简单，损伤小，准确率高，且通液过程中具有一定治疗效果，是首选！检查时，医生会将染色剂注入阴道，然后通过X射线或超声波检查染色剂是否能够顺畅地流向子宫和输卵管，从而判断输卵管是否阻塞。

第二种方法就是进行腹腔镜检查。这个检查需要在全麻下进行，医生会在腹部进行小切口，插入腹腔镜来观察输卵管情况。这个检查有一定创伤性，但比较直观，术中发现问题还可以进行解剖位置的恢复和治疗。

（2）输卵管阻塞有什么症状

当然，小伙伴们肯定充满疑问，除了上述检查方法，有没有典型症状可以自检？其实，日常生活中有一些细微症状可以提示输卵管可能"生病"了。

① 非经期经常一侧或双侧小腹疼痛。

② 月经量过多或过少，月经颜色深；或月经不规律，长期不来月经伴周期性小腹疼痛、月经过于频繁等。

③ 痛经，疼痛程度较重。

④ 同房时会出现小腹疼痛或白带增多，排出膏状分泌物。

⑤ 长期不来月经，或者月经周期不规律。

⑥ 尝试怀孕 1 年以上仍未成功。

这些症状出现后，你就应该及时去医院进行检查。相信经过科学的诊断和治疗，输卵管问题一定能够得到解决，让你顺利怀上宝宝。

3."孕育路上可怕的杀手"——为什么输卵管阻塞会导致不孕

首先，我们要知道，输卵管就像是一个孕育生命的"高速公路"，负责将卵子从卵巢运输到子宫。如果这条"高速公路"被堵塞了，那么自然就无法顺利地送达卵子了。这就好比你在高速公路上行驶时，突然遇到堵车，车辆无法正常通行，你就很难到达目的地。输卵管阻塞也是同理，卵子无法顺畅地通过输卵管运输到子宫，自然就无法受精和着床，最终导致不孕。

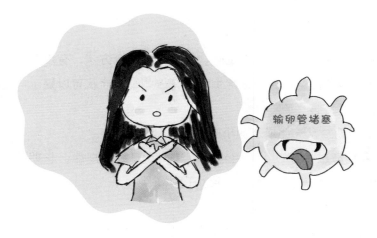

所以，想要怀孕的小伙伴们，一定要关注自己的身体状况，及时进行检查，发现问题及时治疗，让"高速公路"保持畅通，为宝宝的到来铺好道路！

4. 做试管婴儿，为什么医生建议我结扎或者切除输卵管

（1）"惹是生非"的输卵管

输卵管的主要功能是拾卵和运输。纤细的输卵管极其脆弱，易受到外来和内在病原体的攻击，引发输卵管炎症，进而管腔粘

连，管壁纤维化，最终导致输卵管完全阻塞甚至积水形成，丧失拾卵和运输的功能，从而导致不孕。

如果不处理输卵管积水，直接开始体外受精治疗，胚胎移植后的妊娠率会明显降低。因此，在胚胎移植之前，大多数生殖专家的意见为治疗积水后再移植胚胎。

（2）"雨一直下"——输卵管积水的冲刷

输卵管积水因压力作用进入宫腔，积水内多含病原微生物及炎性因子，具有直接的毒性作用。一方面，因为输卵管末端已经阻塞，所以积水的流动方向就仅能往子宫腔内，影响胚胎与内膜的接触，甚至冲走尚未植入的胚胎，从而阻止胚胎成功着床。另一方面，输卵管积水压迫减少子宫内膜及卵巢的血供，影响二者的功能。

（3）输卵管黏膜害怕"菌"

炎症长期刺激使输卵管变性、硬化，管腔内增生、粘连、狭窄，甚至阻塞闭锁。其变化的结局受炎症的程度、积水的时间、感染的菌种影响。结核分枝杆菌是输卵管黏膜最害怕的菌，其产生的干酪样坏死，会使输卵管完全失去正常的形状和功能。

（4）输卵管的"自我保护"——把菌包裹起来

粘连性炎性改变导致输卵管与周围组织之间的空隙消失，输卵管活动性减退甚至完全固定在周围组织表面，此时的输卵管尽管通畅度尚可，但因其蠕动功能减退或消失，所以仍然无法行使其正常功能。

（5）宫腹腔镜探查——具体情况具体分析

对于输卵管异常，尤其是输卵管积水造成辅助生殖过程中反复移植失败的患者，在试管前先对病变的输卵管进行处理和治疗，能够提高移植的成功率。

输卵管积水处理的方式主要包括输卵管切除术、输卵管近端阻塞术、输卵管造口及输卵管整形手术等。

宫腹腔镜适用于不孕的主要原因是对于输卵管阻塞及盆腹腔粘连者，术中能够精确地检视盆腔及宫腔状况，并对输卵管及周围病变进行处理，增加患者妊娠的机会。同时，术中可能发现有其他影响怀孕的因素，比如子宫内膜异位症。一般来说，轻至中度的输卵管远端梗阻患者，尝试自然妊娠的最佳时机为术后 1 年内，重度输卵管积水单纯手术治疗效果差，后续需要辅助生殖技术进一步治疗。

5. 输卵管积水是盆腔炎吗

（1）远端阻塞出现"积水"

输卵管病变严重，发生远端阻塞时，会导致输卵管管壁扩张和液体积聚，形成输卵管积水，占输卵管因素不孕的 10%～30%。

（2）感染的后遗症——积水

引起输卵管积水的原因有许多，而盆腔炎是此疾病中最常见的原因，其中还包括子宫内膜异位、输卵管妊娠、盆腔手术经历等。这些都是造成输卵管积水的重要原因。

盆腔炎症性疾病后不孕的发生率在 10% 左右，其中多数为输卵管性不孕。盆腔炎症性疾病是女性上生殖道感染引起的一组疾病。病原微生物上行感染至输卵管黏膜，造成输卵管狭窄或阻塞，可导致输卵管积水、通而不畅等后遗症的发生，增加了异位妊娠与不孕的发生概率。

6. "无师自通"——教你看明白子宫输卵管造影报告

下面我来教大家如何看懂子宫输卵管造影报告，让你们也能像专业人士一样轻松应对！

（1）输卵管通畅

首先，我们要明白一些关键词。我们来看一个典型的子宫输卵管造影报告：子宫形态正常，双侧输卵管通畅。

如果这是你的子宫输卵管造影结果，那么恭喜你，你的输卵管可以打 90～100 分，属于优等生。这类输卵管一般走形自然、柔软，蠕动性好，造影剂弥散满意，并且输卵管伞端"小手"可以很好地捡拾"卵巢工厂"生产的卵子，通过输卵管"高速公路"的运输，顺利及时地到达子宫"孕育车间"，是个合格的优等生。

（2）输卵管通而欠畅

接下来，我们看另外一张报告：子宫形态正常，左侧或右侧或双侧输卵管通而欠畅。

如果这是你的子宫输卵管造影结果，那就只能打 70～90 分，属于中等生。此类输卵管经常是走形有上举、迂曲或者反折，但是造影剂伞端的弥散功能还是可以的，没有很明显的炎症或者粘连，输卵管伞端"小手"有时努努力，还是能够拾得卵子的。对于这类人群，医生鼓励可以先自主试孕看看。

（3）输卵管通而不畅

第三种报告：子宫形态正常，输卵管通而不畅。

如果这是你的子宫输卵管造影结果，那就只能打 60～70 分啦，属于中下等生。一般这类姐妹或多或少有流产史、手术史及其他宫腔操作史等，这些操作都有可能对输卵管造成一定损伤，产生炎症、粘连等。这样的输卵管一般走形比较僵硬，输卵管显影不连续，伞端弥散功能不好。此类输卵管功能会大打折扣，拾卵功能欠佳，且一旦精卵结合形成了受精卵，受精卵在从输卵管向宫腔运输的过程中，容易在有炎症的地方受阻，不能顺利到达宫腔，就形成宫外孕了。

一般妇科医生在这种情况下会建议患者做一些输卵管通液、介入等治疗，但是不能保证可以治疗成功。不过不用担心，在失败情况下，可以选择辅助生殖技术试孕。

（4）输卵管不通

接下来，我们来看最后一种报告：子宫未见异常，双侧或单侧输卵管不通（阻塞）。

这个结果我想不用过多解释了吧。不通就是指在子宫输卵管造影过程中，染色剂无法从输卵管的一端流向另一端。假设我们把输卵管比作一个水管，染色剂就像是流经水管的水流。那么，如果一条水管堵住了，水流自然就无法通过，输卵管不通就是这样，有的表现为远端粘连阻塞，有的则是输卵管积水。无论哪种情况，你自然受孕的概率几乎为0。

这种情况，做手术不是好的选择。因为输卵管的管腔很小，术后就算输卵管通畅了，它的功能也会受影响，所以手术后也不太可能自然怀孕，就算怀孕，宫外孕的概率会大大增加。所以，做试管婴儿才是性价比更高的选择！

7. 哪些人需要做子宫输卵管造影检查

（1）子宫输卵管造影并非常规的孕前检查

子宫输卵管造影属于侵入性操作，属于妇科手术，不是普通的孕前体检，因而并不属于常规的孕前检查。所以，在做子宫输卵管造影之前，建议先评估女方的排卵情况和卵巢功能，并且男

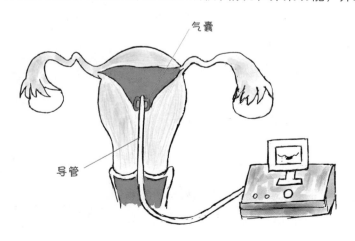

气囊

导管

方须完善精液常规检查。如以上结果没有异常，排卵监测指导同房后仍未怀孕，医生才会考虑行子宫输卵管造影检查。

（2）子宫输卵管造影的适应证

① 符合不孕症诊断者。

② 疑似盆腔因素，尤其是输卵管因素导致的不孕症或不明原因的复发性流产。

③ 输卵管妊娠后再次备孕前。

④ 输卵管手术治疗后效果评估。

⑤ 生殖道发育畸形。

⑥ 疑似宫腔粘连、子宫黏膜下肌瘤、宫腔瘢痕缺损（又称憩室）等。

⑦ 实施辅助生殖技术前的检查。

8. 哪些人不适合做子宫输卵管造影

① 内、外生殖器急性或亚急性炎症。

② 子宫出血或不明原因阴道流血。

③ 本次月经周期内有性生活史。

④ 妊娠或可疑妊娠者。

⑤ 产后、流产或刮宫术后 6 周内。

⑥ 已确诊宫腔恶性肿瘤。

⑦ 急性泌尿系统感染者。

⑧ 严重的全身性疾病不能耐受手术者。

⑨ 甲状腺功能亢进未稳定或哮喘发作期患者。

⑩ 明确的中重度碘对比剂过敏者。

9. 做子宫输卵管造影需要注意什么

（1）造影时间

子宫输卵管造影在月经干净 3~7 天之内做。

（2）术前准备

① 造影检查前排除全身严重疾患、子宫出血、刮宫术后、妊娠期、急性生殖道炎症、碘过敏史等造影禁忌证。

② 造影当月月经应保证在 7 天内干净，若月经量较前少或不正常，应排除妊娠。

③ 造影当月禁止性交，因此月经干净后不可进行性生活。

④ 若有感冒、发热、肠胃炎、过敏等情况应提前告知医生。

（3）术后注意事项

① 造影后禁盆浴及性生活 2 周，可酌情给予抗生素预防感染。

② 有时可因输卵管痉挛造成输卵管不通的假象，必要时可再行造影。

③ 如出血量较多超过月经量或有其他不适，请及时与医生联系。

④ X 射线下的造影检查是有一定辐射的，术后一定要遵医嘱严格避孕一段时间。

10. "未病先防，注重细枝末节"——日常如何预防输卵管阻塞

小伙伴们，要是输卵管阻塞了可就不好了！要预防的话，咱可不能偷懒！

（1）注意卫生

注意经期卫生，健康性生活，自尊自爱，避免感染病菌，不然炎症就会顺着"通道"蔓延到宫腔、输卵管，甚至盆腔，久而久之，局部炎症就会堵塞管道！

（2）定期做妇科检查

一定要定期做妇科检查。建议有性生活的女性每年都进行1次妇科检查，可以及时发现异常，尽早治疗，以免病情加重到不可挽回的地步。

（3）尽可能避免手术史

反复人工流产手术及宫腔操作手术会增加盆腔炎症的概率，同时可能影响宫腔环境。人工流产一定要到正规医院，以降低手术对身体的伤害，以及病菌的感染。

（4）饮食需规律、健康

平时的饮食也要注意，少吃辣、油炸等刺激性食物，否则很容易引起炎症，导致输卵管阻塞！要多吃一些有利于输卵管健康的食品，比如核桃、花生、芝麻、桑椹、猕猴桃、草莓、木瓜、

橙子、西红柿、菠菜等。这些食品富含维生素 C、维生素 E 等营养成分，可以促进输卵管血液循环，预防输卵管炎症和阻塞的发生。

（5）保持好心情

要注意情绪调节，避免过度紧张、焦虑、不适当的生气等负面情绪，因为这些都有可能会影响你的内分泌平衡，从而影响到输卵管的健康，甚至造成输卵管阻塞。所以，要保持愉快的心情，开心一点，笑口常开，输卵管健康无忧！

（6）日常防护小妙招

当然，日常小妙招也不能少！比如尽量避免长时间坐着不动，多做一些易于缓解压力的运动，如瑜伽、太极拳，都可以让你放松心情，缓解身心压力，预防输卵管阻塞。另外，多喝温水也是个好习惯，可以帮助你清洗排泄道，保护输卵管健康，还能美容养颜！

八、

土壤异常——子宫内膜太薄或太厚

　　我们说的子宫内膜是子宫内壁上的一层组织，分为致密层、海绵层和基底层。内膜表面 2/3 是致密层和海绵层，统称为功能层，会受到卵巢性激素影响，发生周期变化而脱落。基底层是靠近子宫肌层的 1/3 内膜，不受卵巢性激素的影响，不会发生周期性的改变。子宫内膜对雌激素和孕激素都会起反应，育龄期女性的子宫内膜在卵巢激素的调控下，会随着周期的变化而变化，经历生长、增厚、脱落、变薄这样一个周而复始的过程。

　　子宫是胎儿居住的一个"宫殿"，子宫内膜就是"宫殿"中孕育生命的一个温床，是胚胎的落脚点，供胚胎扎根发芽的地方。你的种子再好，输卵管再通，如果温床上的"土壤"不够肥沃，一样是无法受孕的。临床上出现的子宫内膜问题，一般有 2 种，太薄或太厚。当然除了厚度，子宫内膜还有功能和容受性的问题。

1. 适合受孕的子宫内膜厚度

子宫内膜在月经周期中呈现周期性变化的规律。月经期子宫内膜呈脱落状态，月经干净时最薄，此后随着卵泡发育、激素变化，子宫内膜不断增厚，排卵后子宫内膜出现分泌现象，厚且松软，有丰富的营养物质，以利于受精卵着床发育，在月经周期第24～28日，子宫内膜可厚达10mm或以上，如果没有受孕，子宫内膜将脱落进入下一个月经周期。研究表明，合适的子宫内膜厚度更利于胚胎着床，排卵期子宫内膜厚度与胚胎着床率、妊娠率、活产率显著相关，当子宫内膜厚度＜7mm时，胚胎着床率会降低。一般认为，排卵期内膜在7～14mm更利于胚胎着床，太厚也不利于着床。

为了受孕，子宫内膜可是做足了准备工作。子宫内膜表面黏附分子表达，以利于受精卵附着；血管重塑，子宫内膜血流量增加，保证胎儿的营养和氧气供应；免疫细胞对子宫内膜条件进行判断，在条件有利时支持着床，在营养和代谢失衡、机体压力、毒物暴露、感染和微生物失调时，免疫细胞产生毒性作用，终止胚胎发育。受孕是一个复杂、精密的过程，除了孕前检查，女性也要从作息、饮食、劳逸、压力、情绪等多方面进行调节，使自己处于舒适的状态。

2. 月经量少一定是子宫内膜的问题吗

月经量明显少于平时正常经量的1/2，或少于20mL，或行经时间不足2天，甚或点滴即净者，我们称为月经过少。月经量少一定是子宫内膜的问题吗?

我们先来了解一下月经是如何产生的。

西医学认为,月经来潮是下丘脑-垂体-卵巢轴分泌的激素作用于子宫,子宫内膜周期性剥脱所致。这个通路上任何一个环节出现问题都会引起月经量少,如烦躁易怒、抑郁、恐惧等过激情绪引起的生殖轴功能异常,卵巢功能衰退引起的雌、孕激素分泌减少。子宫内膜异常也是月经量少的原因之一,宫腔操作造成的子宫内膜损伤、宫腔粘连、子宫内膜炎、子宫内膜结核,还有不明原因的子宫内膜对激素反应性差,均可导致月经量少。所以,月经量少不单是子宫内膜的问题,应当系统地检查原因,针对病因治疗。

中医学认为,经虽然产生于子宫,却受全身脏腑气血调节。《景岳全书·妇人规》云:"经血为水谷之精气,和调于五脏,洒陈于六腑,乃能入于脉也……妇人则上为乳汁,下归血海而为经脉。"讲的是经血来源于饮食中的精华部分,"血满则溢",只有机体气血充足,才有富余的气血充养子宫化为月经。当出现过度节食、营养不良、失血过多等情况时,可导致人体气血不足,月经量自然就会减少,甚至闭经。同样,当素体阳虚的人或者因受凉、情绪波动等原因导致阳虚血瘀、寒凝血瘀、气滞血瘀等瘀血阻滞时,也会出现月经量少或者月经延后。

3.怀不上孕和子宫内膜过薄有关系吗

临床上我们将排卵日超声下子宫内膜<7mm定义为薄型子宫内膜,子宫内膜薄的患病率为每1000人中24~85例。子宫

内膜薄可能会影响胚胎着床，导致妊娠率下降，还与早产、低出生体重和流产等不良围生期结局有关。在辅助生殖中，子宫内膜厚度＜7mm 的患者临床妊娠率为 11%，远低于目前平均水平 30% ~ 40%。

造成薄型子宫内膜的常见病因有高龄，卵巢功能减退，宫腔感染，人工流产、刮宫、宫腔镜等宫腔操作不当，服用氯米芬及口服避孕药等药物损伤等。此外，子宫内膜厚度还受到环境应激、不良生活习惯、压力暴露等因素影响。尽管子宫内膜厚度对于胚胎着床至关重要，但是不建议仅依据子宫内膜厚度来预测妊娠结局，仍需结合内膜形态分型、内膜血流动力学指标等综合评估。

4. 宫腔粘连了，怎么办

随着性生活年龄提前及人工流产率的上升，宫腔粘连发病率呈逐年增长趋势。人工流产、清宫术是宫腔粘连最常见的原因，宫腔手术操作后宫腔粘连总发生率达到 36.8%。宫腔粘连常表现为月经过少、闭经、痛经、不孕、流产或反复妊娠失败，对女性的伤害很大，故预防宫腔粘连显得尤为重要。避免意外妊娠，减少人工流产，术后预防感染，以及术后及时修复子宫内膜可以减少宫腔粘连的发生。

一旦发生了宫腔粘连，宫腔镜下粘连分解术是最理想的治疗方法。没有临床症状或仅月经量过少，是不需要手术治疗的。有生育需求、不孕、反复流产、痛经、宫腔积血的患者可选择宫腔粘连分离术。需要注意的是，宫腔粘连是宫腔结构的异常，更是子宫内膜的缺失。手术能够改善宫腔结构，但不能完全维持结构，患者术后仍面临子宫内膜修复和预防复发的难题。宫腔粘连患者子宫内膜薄、质量差、血运少，尤其是中重度宫腔粘连内膜损伤严重，即使术后宫腔形态正常，子宫内膜厚度也很难达到7mm，难以满足胚胎发育的需要。目前临床上有多种术后辅助治疗方法，患者应遵医嘱，遵循个体化原则，综合考虑，以达到最佳临床应用效果。

5. 子宫内膜息肉

子宫内膜厚度太厚也是会影响怀孕的。引起子宫内膜变厚的常见原因主要包括卵巢长期无排卵所引起的内膜增生，有单纯性增生、复杂性增生、非典型增生等。其中最常见的原因就是子宫内膜息肉的发生。接下来的内容我们主要来讲述子宫内膜息肉与妊娠之间的关系。

（1）子宫内膜息肉会影响怀孕吗

我们在临床中观察到，子宫内膜息肉的确是会影响正常妊娠的。

子宫内膜息肉是一种雌激素依赖性疾病，是由子宫内膜的局部病变引起的，在人群中的发病率为 7.8% ~ 50%。不明原因的不孕女性经宫腔镜诊断为子宫内膜息肉的概率为 16.5% ~ 26.5%，而子宫内膜息肉在原发性不孕症中的发病率为 3.8% ~ 38.5%，在继发性不孕中的发病率为 1.8% ~ 17%。这些数值告诉我们，子宫内膜息肉的发病率是较高的，且在不孕症患者群体中，这个比例仍然不低。子宫内膜息肉发病原因尚不明，常见高危因素包括年龄、雌激素依赖性疾病、代谢综合征相关疾病、应用他莫昔芬等药物、感染、宫腔操作史及遗传因素等。

子宫内膜息肉可通过多种机制导致不孕。首先，子宫内膜息肉的生长会改变子宫腔的正常内环境及结构，故而会增加受精卵在宫腔内着床的难度，阻碍其正常发育，从而导致部分患者出现不孕症状。其次，息肉引起的炎症反应也可以改变宫腔内的微环境，使子宫内膜容受性发生变化，不利于精子的转运与存活，从而导致不孕；且怀孕后会增加流产风险。此外，作为子宫内膜息肉的常见临床表现之一，长期的不规则阴道流血会减少性交频率而间接导致患者妊娠率降低。

（2）子宫内膜息肉有哪些表现

子宫内膜息肉的主要症状有异常子宫出血，育龄期女性可合并不孕，少部分患者可有腹痛、阴道流液等。我们来分别详细讲述一下。

① 异常子宫出血：异常子宫出血是子宫内膜息肉最常见的症状。育龄期女性可表现为月经经期延长、经量增多、月经经间期出血、性生活后出血、子宫不规则出血等。

② 不孕及妊娠失败：子宫内膜息肉可导致不孕、复发性流产及反复种植失败。

③ 腹痛或阴道流液：少部分子宫内膜息肉患者可有盆腔痛的临床表现，可能与子宫内膜息肉刺激子宫收缩有关，占子宫内膜息肉的 1.9%。另有 2.2% 子宫内膜息肉患者有阴道流液的临床表现。

（3）如何诊断子宫内膜息肉

该诊断需咨询妇产科医师，根据病史、症状、妇科检查和阴道超声检查，可做出子宫内膜息肉的初步诊断。确诊需在宫腔镜下切除子宫内膜息肉并行组织病理学检查。

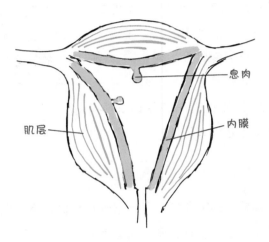

① 超声检查：超声检查是最常用的子宫内膜息肉检查方法，已婚或有性生活者首选经阴道超声检查。该方法简单、经济且无创。单发子宫内膜息肉的典型超声表现为宫腔内可见高回声团块，外形规则，回声均匀。多发子宫内膜息肉表现为子宫内膜增厚，回声不均，可见多个不规则高回声团块，每个高回声团块的特点与单发息肉相似。

② CT 及 MRI：子宫内膜息肉在 CT 及 MRI 上无特异性影像特征，但在与其他宫腔内病变，尤其是子宫内膜癌的鉴别方面有一定帮助。必要情况下，妇产科医师或将建议行此项检查。

③ 宫腔镜检查及病理组织学诊断：宫腔镜检查及镜下切除

内膜息肉行病理学检查是诊断子宫内膜息肉的金标准。宫腔镜下息肉表现为单个或多个，大小不一，位置可在宫腔的任何部位，表面可有出血，偶有破溃。绝经前息肉表面覆盖内膜，多数表面光滑、形态规则、血管不明显。宫腔镜下诊断子宫内膜息肉敏感度为58%～99%，特异度为87%～100%。若宫腔镜下息肉表面出现丰富异形血管，被覆黄白色溃疡改变，形状不规则时，应高度怀疑内膜息肉恶变，具备上述3项宫腔镜特征时，诊断内膜息肉恶变的灵敏度及特异度分别为96%、93.5%。

该检查报告需经妇产科医师查验后方可进行准确诊断及确定后续治疗。

④ 诊断性刮宫：诊断性刮宫是既往诊断子宫内膜疾病的主要方法，但漏诊率较高，目前不建议将其作为子宫内膜息肉的首选诊断方法，但对于出血较多的子宫内膜息肉患者，可通过诊断性刮宫进行止血及刮出物病理诊断。

（4）子宫内膜息肉患者备孕前一定需要手术吗

不少患者会有这样的疑惑，如果检出子宫内膜息肉，备孕前必须手术切除息肉吗？

对于有生育要求的子宫内膜息肉患者，治疗原则为改善症状、保护内膜、促进生育、预防复发。

有研究称，不同大小的子宫内膜息肉对妊娠率并无显著影响，即只要存在子宫内膜息肉，均会对妊娠产生不良影响，但息肉的大小及个数对妊娠的不良影响是没有显著差异的。多项研究证明，不孕症合并子宫内膜息肉的患者术后的妊娠结局会明显改善。

因此，若各项检查评估得出子宫内膜息肉是不孕的唯一原因，建议采用宫腔镜下子宫内膜息肉电切术（TCRP），在其切除后一段时间内可期待自然妊娠。需要注意的是，虽然手术能够改善宫腔的解剖结构，但并不能改变内膜的激素环境。因此，内膜容受性可能仍然受影响。

（5）内膜息肉复发了，还能备孕吗

子宫内膜息肉切除后的复发率较高，为 2.5%～43.6%，并随着随访时间的延长而升高。由于子宫内膜息肉是雌激素依赖性疾病，所以越是年轻的、卵巢功能较好的女性，就越可能容易出现子宫内膜息肉的复发。

子宫内膜息肉复发的高危因素包括息肉本身因素（多发息肉、息肉直径≥2cm 等）及非息肉因素（反复阴道炎症、子宫颈炎、慢性子宫内膜炎、子宫内膜异位症等）。如果患者术后存在上述高危因素，那么建议先针对上述高危因素进行控制性针对治疗之后再备孕。

如果已经检出子宫内膜息肉术后复发，需要根据息肉的大小决定后续治疗措施，若息肉小于 1cm 且不出现月经紊乱、出血等症状，可以继续备孕；如果出现相关症状且备孕效果不佳，则需要再次处理。具体是否需要再次手术，需要去医院就诊，请妇产科医生结合病史、检查进行评估。

（6）子宫内膜息肉怀孕后需要注意什么

子宫内膜息肉患者妊娠后，需要注意观察腹痛及阴道出血情况，加强外阴清洁卫生，暂禁性生活。如果患者在妊娠早期没有

出现阴道流血的情况，说明妊娠状况是相对安全的，定期孕检即可，但需定期做盆腔B超综合分析判断子宫内膜息肉的大小及胚胎生长发育的情况。如果患者出现阴道流血，经就医考虑子宫内膜息肉影响，可以卧床休息，行保胎治疗。如果保胎之后症状缓解、消失，那么可以继续妊娠；如果保胎治疗之后，症状没有明显改善，阴道流血增多，考虑流产的概率大，必须咨询妇产科医师，必要时做清宫手术。

（7）子宫内膜息肉术后备孕的患者，平时应该注意什么

若通过各种治疗手段暂时去除了子宫内膜息肉，或者解决了子宫内膜过厚的问题，由于月经因素（年龄较大、绝经晚、不孕、月经初潮过早、无排卵、多囊卵巢综合征）、医源性因素（如外源性雌激素治疗或他莫昔芬应用）、并发症（肥胖、糖尿病、高血压或林奇综合征）等危险因素持续存在，子宫内膜病变容易复发，复发率为20%～70%。为防止复发及更好地帮助怀孕，患者在日常生活饮食中也需要注意一些问题。

① 忌食寒凉：子宫内膜息肉、子宫内膜增厚等疾病，可归为中医学"积聚"范畴。积聚类病多由气血运行不畅、痰瘀凝结而成，而血遇寒则凝，得温则行，故饮食应以温热食物为主，对寒凉食品则应尽量少碰甚至忌食。简单说来，寒凉食品包括酸奶、水果、凉菜、冷饮等。其余应少吃的食物，如谷物类：薏米、赤小豆、绿豆；蔬菜类：冬瓜、苦瓜、黄瓜、甜瓜、生菜、苦苣、苋菜、空心菜、冬葵、龙须菜、藕、茭白、毛笋、芦笋、魔芋、百合、蕨菜、败酱草、蒲公英、苦菜、水葫芦等；海菜：所有；菌类：金针菇、草菇。

② 慎用温补：现如今广告营销泛滥，很多女性朋友会情不自禁地被一些补品、保健品吸引，但凡是号称能够提高卵巢功能的保健品，一般都含有激素。作为雌激素依赖性疾病的子宫内膜息肉，得到了激素的"滋补"，就会加速子宫内膜息肉的复发或进展。禁忌补品包括但不限于阿胶、蜂王浆、深海鱼油、蛤蟆油、蔓越莓等。大豆中含有植物雌激素，因此豆浆、豆制品也应少吃。

③ 饮食结构合理：饮食应遵循膳食金字塔，以谷物为主，蔬菜、肉类作为补充，如《黄帝内经》所言："五谷为养，五果为助，五畜为益，五菜为充，气味合而服之，以补精益气。"具体到每顿饭，主食量最多，最少要达到 100g，蔬菜次之，肉类再次之。平时少吃或不吃零食。

④ 个体调整：五味的比例可根据个人体质调控，如肝郁不舒（情绪不佳）的可以适当增酸、增辛；脾胃虚弱的可以增加主食量（主食大多味甘性平）；怕冷比较明显的可以适当增加辛味的比例。如果对自己的体质把握不准，就以清淡平和饮食为主，保证五味俱全即可。从季节上来说，春夏宜养阳，可多食辛甘之品；秋冬宜养阴，则应少食辛热之品。

总的来说，子宫内膜息肉可能是导致不孕和复发性流产的因素之一，对于不孕和复发性流产合并息肉的患者，在治疗前应充分评估除子宫内膜息肉外有无其他引起不孕的因素。某些引起子宫内膜息肉的因素同时也是导致不孕的原因，如慢性子宫内膜炎、子宫内膜异位症等。子宫内膜息肉伴不孕症患者在治疗前，应充分进行多学科全面评估，评估子宫内膜息肉对不孕的影响，以及其他生育力的评估，再进行综合处理。

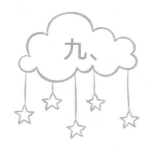

九、

棘手难题——子宫内膜异位症到底是怎么回事

1. 子宫内膜异位症是什么

（1）子宫内膜异位症是怎样形成的？有哪些症状呢

子宫内膜异位症简称为内异症，是指子宫内膜组织生长在子宫腔以外的部位，出现的一系列症状和体征，如痛经、非经期腹痛、同房痛、排便痛等各种类型的疼痛，月经紊乱，不孕，超声提示卵巢有巧克力样囊肿，阴道后穹隆等部位有触痛结节等，而内异症引起的痛经往往呈逐渐加重的趋势。

（2）内异症发病率高吗？会恶变吗

据研究报道，内异症发病率约 10%，全球大约有 1.76 亿女性被诊断为内异症。内异症与不孕关系密切，30%～50% 的内

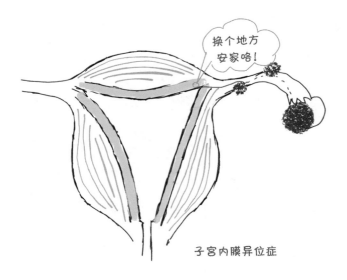

子宫内膜异位症

异症患者伴有不孕，20%～50% 的不孕症女性合并内异症。内异症有一定的恶变率，大约为 1%，恶变的部位主要在卵巢，又被称为内异症相关卵巢恶性肿瘤。

（3）内异症就是巧克力囊肿吗？跟吃巧克力有关吗

内异症不只包含巧克力囊肿，且跟吃巧克力是没有关系的。"内异症像个筐，哪里都可往里装"，内异症最常光顾的地方是卵巢，此时它的学名叫卵巢型子宫内膜异位症或卵巢子宫内膜异位囊肿，小名叫巧克力囊肿或巧囊。这是由于异位的子宫内膜随着月经周期出血，陈旧性积血黏稠如糊状，色如巧克力，故得此名。然而，内异症可不甘于定居于此，它还喜欢"云游四方"。比如盆腔腹膜，此时它有一个新名字，腹膜型子宫内膜异位症。如果碰到内异症扎根比较深（≥5mm），它就摇身一变，成了深部浸润型子宫内膜异位症，包括宫骶韧带、直肠子宫陷凹、阴道穹隆、阴道直肠隔、直肠或结肠壁、膀胱和输尿管，都是它"安营扎寨"的地方。内异症可不满足于盆腔这一亩三分地儿，它有时还会远足，到肺、胸膜"溜达溜达"。若是剖宫产在腹壁形成切口，内异症也可能搭个"顺风车"，在腹壁"安家"了，又称腹壁子宫内膜异位症；如果顺产时有会阴切口，则也有被内异症扎根的风险。

2. 内异症的双胞胎姐妹——子宫腺肌病

说起内异症的胞妹——子宫腺肌病，性格不似姐姐那样喜欢远足，腺肌病更执着于挖掘，堪比土拨鼠。从子宫内膜层到子宫肌层，打造它自己的"子宫地下宫殿"。

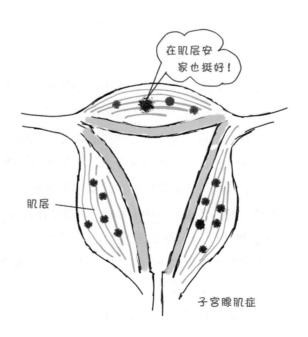

在肌层安家也挺好！

肌层

子宫腺肌症

（1）子宫腺肌病是如何形成的？有哪些症状

子宫腺肌病是指子宫内膜侵入子宫肌层生长而产生的病变，主要临床症状包括月经过多、严重痛经、不孕、贫血，B超常提示子宫增大，腺肌病导致的症状会对患者的身心健康造成严重影响。

（2）腺肌病发病率高吗？会恶变吗

腺肌病的发病率为 7%～23%，子宫腺肌病合并内异症的发病率为 21.3%～91.1%。子宫腺肌病的恶变十分罕见，缺乏典型的临床表现，易被忽略。若出现绝经前异常子宫出血或绝经后阴道流血，下腹部或盆腔疼痛，需要警惕。

（3）腺肌病有哪些类型？子宫腺肌病、子宫腺肌症、子宫肌腺症、子宫腺肌瘤是同一种病吗

子宫腺肌病、子宫腺肌症、子宫肌腺症都是同一种病，类似大名、小名、绰号。腺肌病的"地下宫殿"类型很多，临床以弥漫性子宫腺肌病为主，即异位的子宫内膜腺体和间质在子宫肌层内像小岛一样弥漫性生长，子宫也被撑大，犹如承载诸多小岛的地球。另一大类是局灶性子宫腺肌病。这类腺肌病喜好择土肥水美之地，集中打造地下宫殿。其中一种是子宫腺肌瘤，异位子宫内膜腺体和间质与正常肌层集结形成"地下堡垒"，坚不可摧；另一种是子宫囊性腺肌病，在子宫肌层挖墙凿壁，形成囊腔，囊腔内存储着随月经周期出血蓄积的陈旧性血性液体。此外，还有一些特殊类型，如息肉样子宫内膜腺肌病。它像一个小山丘凸向

宫腔，包括子宫内膜腺肌瘤样息肉和一种较罕见的恶性潜能未定的非典型息肉样腺肌瘤。

3. 子宫内膜异位症是如何影响怀孕的

（1）得了内异症就一定不孕吗

内异症会影响怀孕，但不是绝对不能怀孕。据报道，内异症患者每月受孕率仅为正常女性的 1/3（2%～10%），30%～50%的内异症患者伴有不孕。内异症不孕症患者的发病率是非内异症人群的 20 倍，不孕症女性中内异症的发病率高达 40%～50%。由此可见，内异症患者发生不孕的情况是常见的。

（2）内异症从哪些方面影响怀孕

内异症就像一场沙尘暴，会影响生育的方方面面。如果把怀孕比喻成种庄稼，农作物的生长需要优良的种子、肥沃的土壤、适宜的环境（如温度、阳光）、适量的营养物质（如水分、空气），那么内异症对妊娠的影响可以概括为以下几个方面：

① 影响卵母细胞生长、成熟及卵母细胞的质量，使卵巢功能减退，即影响"种子"的质量。

② 影响内膜容受性，使子宫内膜允许胚胎正常着床的能力下降，即影响"土壤"。

③ 改变腹腔内环境，改变盆腔解剖结构，即影响"周围环境"。

④ 影响激素水平，即影响"营养物质"。

⑤ 输卵管粘连、阻塞，使输卵管蠕动异常，影响配子和受精卵的输送。

⑥ 年龄、不孕年限、病情的严重程度、男方精液情况等都会对妊娠造成多重影响。

（3）子宫腺肌病也会影响怀孕吗？为什么

腺肌病和内异症一样也会影响怀孕。越来越多的研究表明，子宫腺肌病不仅会影响生育能力，还会影响妊娠结局。研究表明，子宫腺肌病患者的种植率、临床妊娠率、活产率均下降。可能的机制包括子宫内膜及子宫肌层功能和结构的缺陷、精子运输系统障碍、子宫蠕动异常、子宫环境出现高水平的自由基和子宫内膜容受性损害等。此外，腺肌病患者的不良妊娠结局，如流产、早产、剖宫产、小于孕龄儿，以及相关产科并发症，如产后出血、胎先露异常、胎盘位置不正等风险均增加，可能与子宫肌层前列腺素分泌增多、子宫收缩节律异常、宫内压力改变、子宫内膜和子宫结合带的改变等有关。想象一下，腺肌病患者的子宫环境犹如沙石滚滚，暴雨狂风，自然寸草不生。

4. 内异症患者是先治病还是先备孕

先治病还是先备孕要根据患者的具体情况决定，常需要妇科大夫及生殖科大夫综合评估。

（1）我的异位囊肿小于 4cm，可以先备孕吗

若异位囊肿较小（＜4cm），一般建议先备孕。可以通过超

声监测排卵指导备孕或者口服中药助孕。当排卵正常，但合并慢性盆腔痛时，可进行子宫输卵管造影检查输卵管是否有梗阻、积水。若备孕 1 年以上仍未受孕者，或者输卵管异常者，可进行手术治疗，术中不仅可去除病灶，恢复盆腔解剖结构，同时可以进行输卵管疏通、整形。因为手术不可避免地会影响卵巢功能，因此，在术前应综合评估患者年龄、卵巢储备功能等。

（2）我的异位囊肿大于 4cm，要先做手术吗

若异位囊肿较大（≥4cm），一般建议腹腔镜手术治疗。一则可以明确诊断；二则剔除病灶，避免囊肿破裂；三则内异症易引起盆腔粘连，手术可改善盆腔环境；四则手术可检查输卵管情况。常见的手术方式如卵巢囊肿剥除术，一般由有经验的妇科医生操作，术中尽可能在保护卵巢功能的同时剥离病灶。另外，术后半年或肌注 GnRH-α 停药半年内往往为备孕的黄金期。

（3）我年龄稍大，卵巢功能减退，是先治病还是先备孕

若内异症患者本身年龄较大（＞35 岁）或出现卵巢功能明显减退甚至早发性卵巢功能不全者，建议咨询辅助生殖专家，评估是先取卵还是先手术，或者是否直接进行体外受精-胚胎移植（IVF-ET），俗称试管。

总的来说，治病用药和辅助生殖各有利弊，西药大多为抑制卵巢功能或抑制排卵的药物，治疗期间不可怀孕，手术也有损伤卵巢功能的风险，IVF-ET 期间使用激素可能刺激囊肿的增长。因此，需要权衡多方面因素，需要专业的医生给出个体化建议。

5. 手术、打针、带环还是吃药

子宫内膜异位症和子宫腺肌病引起不孕的治疗方式包括药物治疗、手术治疗、辅助生殖技术治疗等，但具体选择哪种治疗方法还需要对患者的年龄、不孕年限、疾病的病史和严重程度、卵巢功能、患者本身的特点及患者心理预期等多方面进行综合评估。

（1）子宫内膜异位症患者如何选择治疗方式

编者参考国内权威专家诊治指南——《子宫内膜异位症诊治指南》《子宫内膜异位症中西医结合诊治指南》及多篇国内外高质量文献为患者制订如下策略。

① 对于有生育需求但未诊断不孕症的内异症患者，包括未婚患者，建议咨询妇科专业医生进行卵巢储备功能评估，男方也应进行精液评估。

② 若经过评估存在生育力下降的患者，建议在生殖科医师与妇科医师联合会诊后尽快积极治疗。

③ 若不孕症患者疑似存在卵巢型子宫内膜异位症，建议对卵巢储备功能进行评估后行宫腹腔镜联合检查，以确定内异症的诊断、分型、分期，并行生育力的全面评估，包括输卵管通畅性。若巧克力囊肿患者符合手术指征，建议行卵巢囊肿剥除术。

④ 手术后，不同情况不同对待：

1）对于年轻、生育力较好的患者，术后可期待自然妊娠6个月，并给予生育指导，如期待治疗无效，行促排卵治疗加宫腔内人工授精（IUI）3～4个周期治疗。

2）对于生育力较差，有高危因素者（年龄＞35岁、不孕＞3年，重度内异症、盆腔粘连、输卵管不通），可积极行体外受精-胚胎移植（IVF-ET）助孕。助孕前可使用3~6个月GnRH-α预处理。

3）对于复发型内异症或深部浸润型内异症（DIE）或卵巢储备功能下降者，建议首选IVF-ET治疗。

（2）子宫腺肌病患者如何选择治疗方式

对于合并子宫腺肌病的不孕患者，如果年龄小于35岁，卵巢功能正常，可考虑GnRH-α注射3~6个周期后试孕，试孕失败或有其他辅助生殖指征者直接行辅助生殖技术。对于年龄35岁以上，卵巢储备功能下降或者子宫增大明显（大于孕12周）者，可先行取卵＋胚胎冷冻，再行GnRH-α注射3~6个月缩小子宫，改善子宫环境后再行冻胚移植。同时可联合使用中药，以提高受孕率、胚胎种植率等。

6. 为什么手术了还是不能怀孕

冰冻三尺，非一日之寒。手术只是剔除了肉眼可见的病灶，而子宫内膜异位症术后怀孕概率与多种因素有关，如内异症的分期及分类、患者年龄、卵巢功能、输卵管是否通畅及男方精液等。

（1）备孕时期不对

术后半年是备孕的黄金期，错过此时期，妊娠率逐渐降低。

此外，随着年龄的增长，妊娠率也显著下降，因此提倡在 35 岁之前备孕，且越早越好。

（2）卵巢功能下降

手术可能损伤卵巢组织，造成卵巢功能下降。此外，若患者本身合并卵巢功能下降，妊娠率也下降。对于高龄且中重度内异症患者，术后可直接进行辅助生殖。

（3）盆腔粘连

手术虽能解除盆腔粘连，但术后粘连是手术的常见并发症，常见原因有创伤、感染等，是组织损伤及随后的愈合过程中异常纤维组织形成的结果。盆腔粘连可影响输卵管的蠕动，造成精卵结合障碍。

（4）子宫内膜容受性下降

子宫内膜容受性是指子宫内膜允许胚胎正常着床的能力。研究表明，内异症可影响相关因子在子宫内膜的表达，导致子宫内膜容受性降低，影响胚胎着床而导致不孕。尽管手术祛除了病灶，但并不能改变体内的激素及相关因子表达，因此，手术并不能改善子宫内膜容受性。

7. 我该做辅助生殖技术吗

俗话说："该出手时就出手。"辅助生殖技术（ART）通常是不孕症患者的最后一张"救命符"。在综合考虑内异症严重程度、病史因素和输卵管功能等条件，有效评估和预测内异症患者的自然生育能力的情况下，若自然生育能力前景不佳，可以适时采用辅助生殖技术。目前国内辅助生殖技术比较成熟，无须"闻风丧胆"。ART 包括超促排卵治疗、子宫内人工授精（IUI）和体外受精-胚胎移植（IVF-ET），体外受精-胚胎移植即人们常说的"试管"，应根据患者的具体情况选择不同的治疗方法。

参考《子宫内膜异位症诊治指南》《子宫内膜异位症中西医结合诊治指南》，编者建议：

① 对于年龄＞35 岁的不孕症患者，若存在男方精液异常或配子运输障碍等其他辅助生殖治疗适应证，卵巢疑似子宫内膜异位囊肿，建议直接试管。

② 对于生育力较好的患者，腹腔镜手术后可期待自然妊娠半年，如患者积极要求，也可以直接进行辅助生殖治疗。对于生育力较差者，建议直接行试管。

③ 对于轻度内异症患者，首选手术治疗，术后试孕半年，试孕过程中，可以辅助 3～4 个治疗周期的诱发排卵治疗加人工授精技术助孕，若未妊娠或发现内异症复发，则应积极试管。对于中重度内异症患者，可依据具体情况在术后行辅助生殖技术。

④ 对于丈夫精液差、复发型内异症、深部浸润型内异症（疼痛不明显）者，其自然妊娠概率很低，应选择 3～6 个月 GnRH-α 治疗后行试管助孕。

⑤ 患者在使用辅助生殖技术的同时可考虑联合应用中医药，以提高促排卵药物的敏感性，增加获卵数量，提高优质胚胎率和妊娠率。

综上，建议内异症患者咨询专业的妇产科医生及生殖科医生，充分评估病情及生育能力，在医生的建议和指导下决定是否进行辅助生殖技术，并选择适当的治疗方案。

8. 如何预防子宫内膜异位症复发

（1）手术和药物治疗后，复发率是多少

子宫内膜内异症经手术和药物治疗后，不代表一劳永逸，依然可能复发。研究表明，引起复发的因素很多，如既往有宫腔操作史，可能会增加经血逆流种植的概率，使其成为术后复发的危险因素之一；患者病情重，多伴有广泛的盆腔粘连，增加手术难度，可能会导致手术清除不彻底，致术后容易复发；如术后不进行药物控制，残存的病灶极易在激素的作用下反复出血、增生，以致复发；此外，年龄小、体质量指数高、有内异症家族史、药物治疗效果欠佳等均为复发的高危因素。研究表明，2 年的平均复发率为 20%（0%～89%），5 年的平均复发率为 50%（15%～56%）。因此，应对上述因素早期评估及干预，降低患者术后复发风险。

（2）我需要从哪些方面避免复发

1）有生育需求者，鼓励生育及母乳喂养：妊娠期和哺乳期是抑制病灶发展的黄金时期，此时月经处于停闭的状态，受体内激素水平变化的影响，即使不用药，内异症复发的概率也很低。

2）无生育需求者，坚持药物巩固治疗：目前国内外均将内异症列为慢性疾病，需要长期管理。术后坚持药物巩固治

疗。常用药物有孕激素类（地诺孕素等）、复方短效口服避孕药、GnRH-α、左炔诺孕酮宫内节育系统（曼月乐）、中药等。

3）中医治未病思想：注意养生保健，适量运动。日常生活中还应注意避风寒、节饮食、调情志、慎起居。

① 避风寒：内异症患者伴有痛经，则应注意保暖避寒。

② 节饮食：不贪凉饮冷，如冷饮、冰淇淋、寒性水果、海鲜；忌食含雌激素类食物，如蜂蜜、蜂王浆、阿胶、雪蛤、紫河车等。

③ 调情志：研究表明，29.8% 的内异症患者存在抑郁，34.5% 的内异症患者存在焦虑，22.6% 的内异症患者同时存在焦虑抑郁。抑郁、焦虑可放大躯体症状，降低诊疗效果，启动免疫抑制等途径促进疾病进展。因此，调畅情志，保持心情愉悦有利于抑制内异症的复发。

9. 怀孕后我该注意什么

子宫内膜内异症的患者在确认怀孕之后也不是就"万事大吉"了。据报道，内异症与流产、异位妊娠、早产、前置胎盘等不良妊娠结局有关。其内在机制尚不完全清楚，可能与激素分泌、盆腔微环境的改变、子宫内膜情况等多种因素有关，影响受精卵着床植入、胎盘形成、胎儿生长及分娩等。因此，一旦确认怀孕后，应注意：

① 定期孕检：评估妊娠风险，若孕期有出血及疼痛症状，孕妇应及时寻求医疗评估与干预，切不可"大意失荆州"。

② 积极保胎：可以采用中西医结合方法进行保胎，内异症

患者妊娠后在中药辨证论治的同时应及时检测并补充激素，尤其是黄体功能不全的内异症患者，排卵后就可以补充孕酮维持黄体功能，降低胚胎停止发育的发生率。子宫内膜异位症患者妊娠后，如既往无不良妊娠史，建议中药保胎一般不超过 3 个月。

③ 调整饮食：注意饮食，避免食用辛辣刺激的食物，注意饮食清淡，加强蛋白质、维生素及矿物质的摄入，注意营养均衡，荤素搭配，以确保孕妇及胎儿的健康。

④ 日常调护：保持心情舒畅，注意休息和作息规律，孕早期 3 个月及孕晚期 3 个月禁房事。

⑤ 鼓励母乳喂养：坚持产后母乳喂养，延缓复发。

十、多囊卵巢综合征是不治之症吗

1. 人们常说的多囊卵巢综合征，到底是个什么病

多囊卵巢综合征（简称多囊）是妇科常见的生殖内分泌和代谢紊乱性疾病，病因涉及多基因异常和环境因素，但至今尚未阐明。多囊常有以下特性：

① 临床表现多种多样：最常见的症状就是月经稀发或闭经，甚至月经紊乱、排卵异常、不孕，外在表现为多毛、肥胖、痤疮等。

② B 超异常：B 超常提示单侧或双侧卵巢内有多个卵泡回声，甚至伴有卵巢体积增大。

③ 内分泌紊乱：如雄激素增高、黄体生成素（LH）和卵泡刺激素（FSH）比例失衡、抗米勒管激素（AMH）升高等。

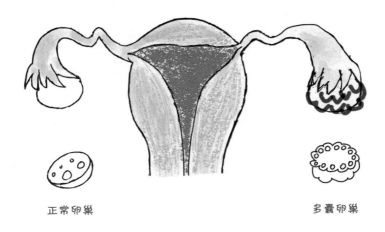

正常卵巢　　　　　　　　　　　　　　多囊卵巢

④ 代谢紊乱：如高雄激素血症、高胰岛素血症、胰岛素抵抗、肥胖等。

⑤ 远期并发症多：随着疾病的发展，患者远期患 2 型糖尿病、代谢综合征、心血管疾病、子宫内膜癌、卵巢恶性肿瘤、妊娠并发症等疾病的风险增加。

由于每个多囊患者的临床表现及特性不一致，存在很大的异质性，同时，多囊可发生在青春期、生育期、围绝经期各年龄段女性中。因此，目前普遍认为，多囊卵巢综合征是一种全身性、异质性、终身性的、复杂的、内分泌失调疾病。

2. 如何诊断多囊卵巢综合征

（1）多毛 + 肥胖 = 多囊

多毛、肥胖、多囊卵巢综合征三者有什么关系？

多囊卵巢综合征患者中有50%以上的患者存在超重。肥胖会加重高胰岛素血症及胰岛素抵抗，肥胖与胰岛素抵抗相辅相成。胰岛素抵抗是指胰岛素效应器官或部位对胰岛素的敏感性降低了，身体对葡萄糖的摄取和利用减少，如果想维持正常血糖就需要更高水平的胰岛素，那么就会使胰岛素代偿性分泌增多，形成高胰岛素血症。胰岛素在肾上腺和卵巢上均有受体，这两个器官又是分泌雄激素的主要器官，当胰岛素过度作用于卵巢和肾上腺时，就会引起高雄激素血症。

多毛是典型的高雄激素血症临床表现，70%～80%的高雄激素血症患者都存在多毛，部位多分布在上唇、大腿及下腹。另外，痤疮也是高雄激素血症的敏感临床表现，多分布在面颊下部、颈部、前胸和上背部。

多囊卵巢综合征会表现为肥胖、多毛，但引起肥胖和多毛的原因还有很多。除了多囊，平常暴饮暴食、不运动、激素药物的不良反应等都是引起肥胖的原因，高胰岛素血症也要排除如药物性高胰岛素血症、特发性多毛、卵巢及肾上腺雄激素相关肿瘤等疾病。所以，如果只是出现了多毛、肥胖，还需要结合临床症状及相关检查进行鉴别诊断，并不一定所有有这些体征的都是多囊卵巢综合征。

（2）B超提示我有多囊，我就是得了多囊卵巢综合征吗

由于多囊卵巢并非多囊卵巢综合征诊断的必要条件，所以超声检查的目的主要是排除器质性疾病。你在做妇科超声的时候是否发现有时超声提示一侧或双侧卵巢多囊样改变或多囊状态？那你是得了多囊卵巢综合征吗？其实不然，超声提示的多囊卵巢是

超声检查对卵巢形态的一种描述，通常表现为一侧或双侧卵巢内直径 2～9mm 的卵泡数≥12 个，和（或）卵巢体积＞10mL。多囊卵巢并非多囊卵巢综合征患者所特有，正常育龄期女性中有 20%～30% 也存在多囊卵巢，在口服避孕药等情况下都可能出现卵巢多囊样改变这种卵巢形态，而多囊卵巢综合征除了具有卵巢多囊样改变外，还伴有糖脂代谢异常、生殖功能障碍等生殖内分泌病变，两者不能等同。当你的 B 超出现多囊样改变，但是并没有出现月经紊乱和（或）多毛等高雄激素血症表现及其他生殖内分泌病变的时候，并不能说明你得了多囊卵巢综合征，不用过分担心。如果伴有其他可疑症状，还请到医院进一步检查，由医生来进行判断。

（3）多囊卵巢综合征如何诊断

对于多囊卵巢综合征的诊断，目前为止国际专家共提出 3 个共识，分别是 1990 年美国国立卫生研究院制定的 NIH 标准、2003 年欧洲人类生殖与胚胎学会（ESHRE）与美国生殖医学会（ASRM）联合提出的鹿特丹标准，以及 2006 年美国雄激素过多学会（AES）提出的 AES 标准。目前在临床应用最广泛的是鹿特丹标准，以下 3 项中符合 2 项并排除其他高雄激素病因（如先天性肾上腺皮质增生、库欣综合征、分泌雄激素的肿瘤）后可诊断：

① 稀发排卵或无排卵。

② 高雄激素的临床表现和（或）高雄激素血症。

③ 卵巢多囊改变的超声提示一侧或双侧卵巢直径 2～9mm 的卵泡≥12 个，和（或）卵巢体积≥10cm^3（卵巢体积按 0.5×

长径 × 横径 × 前后径计算)。

3. 既然多囊容易伴随肥胖, 那为什么我这么瘦还是多囊呢

并不是所有的多囊卵巢综合征患者都具有肥胖的表现, 依照体重指数, 多囊卵巢综合征可划为肥胖型 (BMI≥28kg/m²) 和非肥胖型 (BMI＜28kg/m²), 两者主要在神经内分泌改变上存在比较大的差异。非肥胖型多囊卵巢综合征患者临床高雄激素血症更严重, 更容易出现痤疮这样的慢性炎症状态, 同时也伴有胰岛素抵抗, 不过在肥胖型多囊卵巢综合征患者中, 胰岛素抵抗的发生率更高, 而非肥胖型的发生率则偏低一些。

4. 听说多囊会伴随女性的一生

现代研究表明, 遗传因素和环境因素可能与多囊卵巢综合征发病机制密切相关, 动物模型的研究也证实了不利环境因素的暴露会导致多囊患者相关表型变化出现跨代遗传, 也就是说, 多囊卵巢综合征可能会伴随女性的一生, 并且可能对下代也有影响。

目前, 医学界还没有行之有效的治愈方案, 但通过生活方式调整、药物治疗等, 有可能在很长一段时间可使患者摆脱多囊状态。对于月经稀发但有规律排卵的女性, 如果没有生育要求, 月经周期不超过 2 个月, 可以不用药。对于有生育要求的女性, 则需要采取一定的方法促进怀孕。这就需要我们配合医生对我们的

身体做一个长期的健康管理规划，时时关注，但无须焦虑，只要我们做好对身体的时时关照，相信多囊的存在并不会影响我们的生活质量。

对于多囊卵巢综合征患者，根据不同年龄阶段，会有不同的表现和治疗需求。根据《多囊卵巢综合征中国诊疗指南》，对于青春期女性来说，生殖轴仍在建立阶段，月经来潮 2 年内，大部分女性会出现月经紊乱的情况，随着年龄的不断增长，稳定周期逐步建立，但月经来潮 2 年后仍不规律，即有部分女性会发展为多囊卵巢综合征。大量研究表明，若月经初潮后有持续的月经不规律，随着年龄的逐渐增长，月经稀发的情况逐步加重，不可逆转，甚至闭经。因此，青春期如何区分生理现象与多囊卵巢综合征很重要。

对于青春期多囊患者，以月经紊乱、痤疮等为主要诉求，治疗方面以恢复排卵、改善月经为主。

对于育龄期女性来说，以月经紊乱及生育要求为主要诉求，治疗多围绕促排卵，解决生育及月经问题。

对于围绝经期患者，因无排卵导致的孕激素缺乏会增加子宫内膜病变的发生风险，而雌激素的下降又会在已有的基础上加重代谢异常。对于这个阶段的治疗，则侧重预防子宫内膜增厚甚至癌变、血糖血脂问题、心血管疾病等。

5. 得了多囊，我在平时的生活中应该注意什么

国内外指南指出，生活方式调整是多囊的一线治疗方法。生

活方式的干预是我们在治疗多囊卵巢综合征过程中首选的基础治疗手段，尤其是对合并超重或肥胖的患者。通俗来讲，生活方式的干预就是"管住嘴，迈开腿"，具体应该怎么做呢？

① 饮食控制：包括食物热量限制和成分限制 2 个层面。监测热量的摄入和健康食物的选择是饮食控制的主要组成部分。选用低糖、高纤维饮食，以不饱和脂肪酸代替饱和脂肪酸，维持至少 8 周的低糖饮食、高蛋白饮食可显著减轻 BMI、腰围和体脂率。改变饮食模式也不失为一种好方法，如一天中少吃多餐和早餐多吃、晚餐少吃，都是有利于减重的饮食方式。除此之外，还要减少精神应激、戒烟、少酒、少咖啡，养成良好的生活习惯。

② 加强运动：运动可有效减轻体重和预防体重反弹。适量规律的耗能体格锻炼及减少久坐，是减重最有效的方法。每周 ≥150 分钟的中等强度运动或 ≥75 分钟的高等强度运动可以预防体重增加；每周 ≥250 分钟的中等强度运动或 ≥150 分钟的高等强度运动，同时每周进行 2 天的力量训练并减少久坐时间，可以减轻体重，预防体重反弹。

6. 生酮饮食是怎么回事儿？多囊可以用生酮饮食减肥吗

（1）什么是生酮饮食

生酮饮食是一种以低碳水化合物、高脂肪、适量蛋白质为特点的饮食结构，简单来说就是以肉类为主，红白肉均可，严格限制含糖类食物的摄入，如主食类及根茎类食物和含糖量高的水果。生酮饮食的三大营养素比例目前并没有一种严格的标准，常见的模式：平均每天总能量中有 70%～80% 来源于脂肪，仅有 5%～10% 来源于碳水化合物，10%～20% 来源于蛋白质。起初生酮饮食被广泛用于癫痫治疗，随着研究的不断深入，生酮饮食干预被证实具有减脂、改善胰岛素抵抗、减轻脂肪肝严重程度、抗氧化、抗细胞凋亡等作用，在肥胖、2 型糖尿病及多种神经系统疾病干预中均有一定的应用。

（2）为什么生酮饮食可以适用于多囊卵巢综合征

生酮状态下，机体供能模式从原来的以葡萄糖为主切换为以酮体为主的形式，该过程促进了脂肪的分解代谢，将不溶于水的甘油三酯转变为可溶于水的酮体释放入血，供组织利用。生酮饮食不仅减少了餐后胰岛素分泌，还通过诱导体质量减轻和内脏脂肪减少来逆转胰岛素抵抗，从而帮助恢复胰岛素的功能。减重和改善胰岛素抵抗都能够对多囊卵巢综合征起到很好的缓解和治疗作用。

（3）生酮饮食中会出现哪些不良反应？如何应对

① 低血糖：可采用柔性生酮的方式，也就是在 1～2 周内逐渐减少碳水化合物的摄入，这样能明显减少低血糖反应的发生。血糖≥2.2mmol/L 时，若无症状可以不处理；血糖 <2.2mmol/L 时，可给予橙汁或口服葡萄糖等对症处理。

② 虚弱、头晕和疲劳：可能与身体脱水和（或）矿物质流失有关，及时补充矿物质、水，日常补充绿叶蔬菜能明显改善症状。

③ 便秘：可能与缺乏碳水化合物、膳食纤维有关，也可能与镁缺乏和脱水有关。可通过补充膳食纤维来改善症状，也可以使用益生元、益生菌等来促进肠道蠕动。

④ 维生素和矿物质缺乏：受酮体的利尿作用和饮食控制影响，患者常伴有维生素和矿物质的缺乏，强烈推荐水溶性维生素和矿物质制剂的补充。

⑤ 嗜睡或精神差：通常持续时间很短，1~2周后症状消失，采取对症处理。

⑥ 脱水相关疾病：生酮会增加排尿，可能导致脱水和电解质流失过多，主要表现为口干、头痛、头晕、直立性低血压、嗜睡和视觉障碍。可以增加饮水量（每天至少2L），建议有直立性低血压者可适当增加盐摄入量（增加2~3g/d），注意有高血压、慢性肾病或慢性心力衰竭除外。

⑦ 口腔异味：主要受机体酮体水平影响，尤其是丙酮升高引起。咀嚼无糖口香糖、勤刷牙、多使用漱口水可以控制这种不适。

⑧ 其他：生酮饮食还可能发生酮症过度、高尿酸血症等不良反应，所以生酮饮食最好在医生指导下进行，并且对血糖、血酮体、尿酮体等进行日常监测。

虽然生酮饮食长期的安全性和有效性有待进一步研究明确，但现有研究表明，3~6个月的生酮饮食对多囊卵巢综合征和代谢性疾病（尤其是超重、肥胖）的改善是有效且安全的。

（4）什么情况下不能用生酮饮食

当存在代谢禁忌时：如肉碱缺乏症、肉碱棕榈酰基转移酶Ⅰ

或Ⅱ缺乏症、β-氧化酶缺乏症、中链酰基辅酶 A 脱氢酶缺乏症、长链酰基辅酶 A 脱氢酶缺乏症、短链酰基辅酶 A 脱氢酶缺乏症、长链 3-羟酰基辅酶 A 脱氢酶缺乏症、丙酮酸羧化酶缺乏症、卟啉病等。

当存在并发症禁忌时：有泌尿系统结石、肾衰竭史或严重肾功能不全、家族性血脂异常、肝衰竭、慢性代谢性酸中毒、胰腺炎史、2 型糖尿病、免疫性糖尿病、β 细胞衰竭、活动性胆囊疾病、脂肪消化障碍、近期（＜12 个月）心肌梗死及脑梗死、心脏射血指数下降、不稳定型心绞痛、心律失常等。

口服药物禁忌：抗癫痫药如唑尼沙胺、托吡酯、乙酰唑胺等可引起酸中毒，糖尿病用药如达格列净、恩格列净、卡格列净等钠-葡萄糖协同转运蛋白抑制剂，通过肾脏将更多葡萄糖排入尿液中来降低血糖，会增加被称为正常血糖性酮症酸中毒的风险。

特殊状况禁忌：正在感染者、进食困难者、长期卧床者、依从性低的患者。

1. 我得了多囊卵巢综合征，是不是就不能怀孕了

（1）为什么多囊卵巢综合征会导致不孕

通过前面的讲解，我们知道多囊卵巢综合征的患者伴有不同程度的胰岛素抵抗和高雄激素血症。这些都会对卵泡的发育造成干扰，会使得卵巢内虽然有多个卵子同时发育，但是这些卵子很

大概率并不能发育成熟，或者虽然有成熟的卵子，但是由于多囊卵巢综合征患者的卵泡壁增厚且密集，造成卵子在发育成熟后，较难突破卵泡，从而造成排卵障碍的出现。与健康对照者相比，多囊卵巢综合征患者抗米勒管激素升高，异常升高的抗米勒管激素抑制正常卵泡生长，从而导致多囊卵巢综合征患者正常卵泡发育异常或者出现不能正常排卵等临床特征。当发生无排卵或稀发排卵状态时，就会造成患者怀孕困难的状况。

（2）是不是得了多囊卵巢综合征就一定不能自然受孕了

当然不是，虽然大部分多囊卵巢综合征患者存在排卵障碍，但也不是持续性无排卵，偶尔会有正常的卵泡排出，只不过卵泡生长可能比较缓慢，没有规律，所以现实中会有部分患者以为月经又错后了好几个月，实际早已怀孕了并不知道。也有部分多囊卵巢综合征患者是有规律排卵的，比如有些患者在不吃任何药的情况下，60 天能来一次月经，这部分患者在 46 天左右是很有可能有排卵的。所以，不要觉得自己是多囊就不会怀孕，备孕时规律监测排卵是很有必要的。另外，没有生育需求时也一定要做好避孕措施。

8. 多囊备孕期间可以吃二甲双胍吗

多囊常合并胰岛素抵抗，虽然更多地表现在肥胖患者身上，但也有少部分瘦多囊患者存在胰岛素抵抗。研究表明，胰岛素抵抗可能会通过影响卵泡发育、子宫内膜容受性等影响怀孕，且怀孕后易出现流产倾向。因此，合并胰岛素抵抗的患者，在备孕前及备孕期均建议通过药物改善胰岛素抵抗。

二甲双胍是我们都比较熟悉的降糖药，可以减少肝脏葡萄糖的合成及肠道葡萄糖的吸收，能够有效降低血糖，同时能够显著改善胰岛素抵抗。现代研究认为，备孕期间口服二甲双胍不仅能改善多囊卵巢综合征胰岛素抵抗，还能够改善卵泡发育，增加排卵率，提高妊娠率，改善妊娠结局，同时能够降低肥胖患者体重，是安全有效的常用口服药物。患者一般在发现怀孕后即可停药。

多囊常合并肥胖、胰岛素抵抗、内分泌紊乱、代谢紊乱等情况，因此，无论有无备孕需求，均推荐检查胰岛素和血糖水平判断有无胰岛素抵抗，尤其是在备孕期间，若发现胰岛素抵抗，强烈建议改善胰岛素抵抗，不仅能够提高妊娠率，还能预防远期并发症的发生。

9. 多囊要备孕了，医生却建议吃避孕药

（1）为什么多囊备孕前医生建议先吃避孕药

多囊存在生殖内分泌紊乱，内分泌紊乱影响排卵，导致不孕，增加流产风险等。比如高雄影响排卵，虽然促排卵是多囊患者的首选备孕方案，但是雄激素过高，即使促排卵也可能没有优势卵泡生长，或者即使排卵了也不受孕或易流产，口服短效避孕药能够有效降低雄激素水平，在促排卵前连续使用避孕药治疗3个月或以上能够显著降低雄激素水平，增加之后促排卵的成功率。

（2）避孕药需要服用多久？停药后多久可以备孕

避孕药可以降低高雄激素血症，改善多毛、痤疮，促进子宫内膜定期脱落，促进月经定期来潮，减少子宫内膜病变的发生，一般以用药3个月经周期为最佳，时间不可过长，可间断治疗3~6个月。对无生育需求的多囊患者，避孕药更是一种简单有效的治疗手段。对于备孕的女性来说，停药后下个月就可以备孕了。

（3）服用避孕药有哪些不良反应

口服短效避孕药亦有一些不良反应，比如血栓风险、胃肠道反应、肝肾损伤等，因此在治疗前应遵医嘱检查凝血功能、肝肾功能等。患者长期吃激素可能导致假孕反应，如恶心、呕吐、头晕等，还会导致体重增加、不规则出血、面部色斑、骨髓丢失、骨质疏松等。风险是有的，但是大家不必过度担心，不建议自行服药，具体服用药物和服药周期需要咨询医生。

10. 多囊的我怀孕了，可以高枕无忧了吗

多囊卵巢综合征引起的生殖内分泌紊乱和代谢异常是多囊容易胎停育、流产的主要原因，同时多囊易合并黄体功能不全及甲状腺功能异常等情况，此类情况同样增加了不良妊娠结局的风险。因此，对于多囊患者，无论是自然怀孕，还是辅助生殖技术助孕，均推荐提前用药保胎，预防流产的可能。

多囊产前并发症的风险较高，尤其是合并肥胖及代谢异常的患者，怀孕后期极易出现妊娠糖尿病、妊娠高血压等情况。因此，患者孕期仍应严格控制饮食，适当运动，做好全孕周期健康管理。

总而言之，多囊患者怀孕后应积极保胎，即使没有先兆流产（出血、腹痛、腰痛等）症状，也应当定期做好产检，千万不可大意！

十一、

男方因素也是导致不孕不育的原因之一

1. 男性也有生育黄金期

男性也有最佳生育年龄一说。作为中医学四大经典著作之一的《黄帝内经》记载："丈夫八岁，肾气实，发长齿更；二八，肾气盛，天癸至，精气溢泻，阴阳和，故能有子；三八，肾气平均，筋骨劲强，故真牙生而长极；四八，筋骨隆盛，肌肉满壮；五八，肾气衰，发堕齿槁……八八，天癸竭，精少，肾脏衰，形体皆极，则齿发去。"这段话大致概括了男性生长发育的生理现象，也就是说，男性在 24 岁左右时筋骨逐渐强盛；32 岁左右时，身体壮盛，达到最佳状态；40 岁左右伴随肾气衰减，男性开始有衰老之象，生育能力自然开始下降。

现代研究认为，男性生育力会随着年龄的增长而下降。40岁以上的男性精液量、精子浓度及活力呈下降趋势，精子畸形、

DNA 异常风险显著增加，导致高龄男性受精能力下降，同时增加了流产、胎儿出生缺陷、子代异常等风险。

因此，男性在 40 岁之前生育更有利于优生，保障生殖健康及安全。

2. 男性不育的原因有哪些

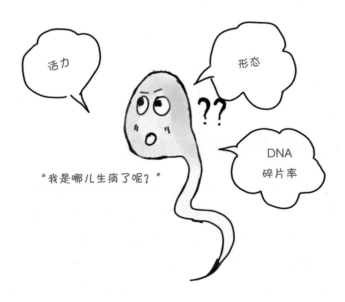

男性不育的原因主要包括睾丸前、睾丸、睾丸后及特发性原因。

① 睾丸前因素：主要是指男性体内激素失衡引起的内分泌性因素。

② 睾丸性因素：主要包括先天性异常（染色体异常）、生殖腺毒素（射线、药物、食物、生活、工作环境等因素）、全身性

疾病（尿毒症、肝硬化等）、感染（睾丸炎）、睾丸创伤及手术、血管性因素（精索静脉曲张、睾丸扭转引起的睾丸缺血性损伤等）、免疫性因素（抗精子抗体阳性）等。

③ 睾丸后因素：主要包括输精管梗阻、精子功能或运动障碍、性功能障碍（性交或射精功能障碍）。

④ 特发性原因：除此之外，仍有一些原因不明的男性不育因素。

3. 怀疑男性不育，应该做哪些检查

男性不育检查主要包括体格检查和辅助检查两大部分。

（1）体格检查

体格检查主要检查男性体形、第二性征及生殖器官，询问是否存在性功能障碍，判断是否存在生殖器官畸形、睾丸附睾肿物、精索静脉曲张等异常。

（2）辅助检查

辅助检查主要有精液检测、尿常规、B超、性激素、染色体、血常规、肝肾功能等项目。

① 精液检测：对于不育夫妻，必须进行至少 1 次的精液检测。目前较为全面的精液检测有精液常规分析、精液形态分析、精子 DNA 碎片率检测。精液常规分析内容包括精液量、pH 值、液化时间、精子密度、活力、形态等，精液常规分析、精子形态分析是判断精子质量的基本手段，但存在一定的局限性。在精液

常规检查正常的男性中，仍有 15% 以上的男性精子 DNA 受损。因此，精子 DNA 检测是对精液常规检查的补充。

② 尿常规：可以初步判断是否有泌尿系感染。

③ B 超：判断是否存在生殖器官器质性病变，如精索静脉曲张、隐睾、肿瘤、鞘膜积液等。

④ 性激素：可反映男性睾丸功能，性激素表达异常也可能是引起精液异常的原因。

⑤ 染色体：染色体异常也可能是不育或反复流产的原因之一，检查染色体可判断是否存在染色体异常。

⑥ 血常规、肝肾功能：可判断是否存在影响生育的全身性疾病。

⑦ 抗精子抗体：检测血清或精浆中的抗精子抗体，判断是否存在免疫因素引起的不孕。

⑧ 睾丸活检：对于无精子症患者，可行睾丸活检明确诊断。

⑨ 造影：输精管造影和尿道造影用来检查输精管的通畅性。

⑩ 头颅核磁：用来排除垂体肿瘤和颅内占位性病变。

4. 精子活力、精子形态、DNA 碎片率慢慢分不清

精子活力是指精液中呈前进运动精子所占的百分率，反映的是精子的运动能力。精子活力分为 A、B、C、D 4 级，A 级是指快速前向运动的精子，B 级是慢速前向运动的精子，C 级是非前向运动的精子，D 级是不动精子。我们常说的精子活动率为 A+B+C 级的精子百分率总和，正常精子活动率≥60%。如

果 A 级精子或 A+B 级精子，或者精子活动率不达标，均为弱精子症。

精子形态检查是指在显微镜下观察精子的形态特征，计算正常形态精子的百分率，正常形态精子率越高越好，一般不低于4%，越低则受孕能力下降，且胎停育、自然流产等不良妊娠结局的发生率增加。

精子 DNA 碎片指数反映精子的完整性，常用精子 DNA 碎片率表示，正常应小于 15%，若 DNA 碎片率在 15%~30%，说明 DNA 的完整性有损害，>30% 则说明 DNA 完整性严重损害，提示男性生育力显著下降，无论是自然妊娠还是辅助生殖技术成功率均较低。DNA 碎片率与年龄、生活习惯及环境、疾病、药物等因素有关，年龄>40 岁、生殖道炎症、精索静脉曲张、肿瘤放化疗、吸烟、酗酒、久坐、熬夜等均可导致 DNA 碎片率增高。

并不是说形态正常就证明这个精子是正常的，有些精子活力很好，形态也是正常的，但是精子的 DNA 有问题，同样会导致生育力下降。因此，一个好的精子，不仅需要具备好的活力、形态，还必须具备正常的 DNA。从优生优育角度来说，我们推荐精子活力、形态率、DNA 碎片联合检测。

5. 精液检查需要注意什么

精液分析是评估男性生育力的重要依据，对不育夫妻进行诊断时，至少进行 1 次精液分析。精液分析结果易受多种因素影响，因此在精液采集过程中需要严格按照要求进行。

（1）取精时间

《世界卫生组织人类精液检查与处理实验室手册》（第5版）中关于精液检测分析的内容提到，精液检查应在禁欲2~7天内进行，中华医学会男科学分会认为，禁欲3~7天之内均可取精。

（2）注意卫生

取精前应保证男性生殖器官卫生，尽可能在清洗后取精，同时保证留取精液的容器无菌。

（3）放松心态

取精前应排尿，取精时放松心态，保证留取标本完整。

（4）送检时间

为保证结果的准确性，应争取在取精后30分钟内送检，不超过60分钟，送检过程中注意保温，将温度维持在20~37℃。

6. 男性有问题，一定要做试管吗

辅助生殖技术的发展为男性不育症带来了福音，对于性功能障碍、有遗传方面问题的夫妻、少弱畸形精子症、不明原因不孕不育夫妻，均可行辅助生殖技术助孕，如人工授精、体外受精–胚胎移植、胚胎植入前遗传学诊断/筛查技术等。

但男性不育是否需要做试管，关键还得看是什么原因引起的。当原因比较明确时，是可以先行药物或手术治疗助孕，如内分泌激素异常者，可进行性激素治疗，如促性腺激素治疗；甲状腺功能减退者可补充甲状腺素改善生育力；精子活力差者，可口服肉碱、维生素 E、锌等药物改善精子活力；中医药在提高性功能、改善精子参数、提高受孕率方面有显著的疗效；生殖器畸形或发育异常、精索静脉曲张等不育患者，可进行手术治疗。当以上方式治疗后仍然不育者或者年龄较大者，可以考虑辅助生殖技术。

7. 支原体阳性，一定会影响怀孕吗

与泌尿生殖道感染相关的支原体有解脲支原体、人型支原体和生殖支原体，以解脲支原体最为常见。支原体感染可导致尿道炎、宫颈炎、盆腔炎等疾病的发生，但并不是所有的支原体感染均需要治疗。我国《生殖道支原体感染诊治专家共识》明确指出，男女均无泌尿生殖道感染的相关症状，仅解脲支原体阳性考虑为携带者，不必治疗，因为男女双方生殖道解脲支原体阳性对辅助生殖技术无明显影响。当男性确诊为解脲支原体性尿道炎或者男性精液质量异常者，则夫妻双方需同时治疗。

8. 什么情况下需要行染色体检查

染色体异常通常分为染色体数目异常和结构异常，这两种均可导致男性不育的发生。临床上出现不孕不育或者反复胎停育、自然流产的夫妻均推荐行染色体检查。精液常规多次检查浓度均偏低、精子数少、精子活力差、无精子或者不明原因不育

男性应行染色体检查。无精症患者染色体核型异常的发生率为10%～15%，少精症染色体核型异常的发生率为4%～5%。有2次或2次以上胎停育、自然流产病史的夫妻，尤其是早孕期发生的流产，应当行染色体检查排除遗传学异常。

对于Y染色体微缺失引起的重度少精子症男性，后代中男性亦可出现严重少弱精症甚至无精症的风险，可见染色体检查在男性不育患者的诊治过程中有着非常重要的意义。

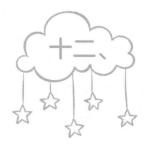

十二、辅助生殖技术

1. 什么是辅助生殖技术

当备孕夫妻久试不孕，或因某些特殊疾病不孕，可以借助辅助生殖技术（assisted reproductive technology，ART）来获得健康的宝宝。人类辅助生殖技术是指采用医疗辅助手段，使不孕不育夫妻获得妊娠的技术。

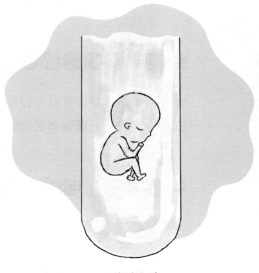

辅助生殖

2. 辅助生殖技术包含哪几类

辅助生殖技术主要包括宫腔内人工授精（intra-uterine insemination，IUI）和体外受精-胚胎移植（in vitro fertilization and embryo transfer，IVF-ET）及其衍生技术两大类。

3. 什么是 IUI 技术

宫腔内人工授精就是将优化处理后的精液注入女性体内使其妊娠的一种方法。根据精液来源，又分为夫精人工授精（artificial insemination by husband，AIH）和供精人工授精（artificial insemination with donor sperm，AID）。其中，夫精人工授精是指精液来自丈夫；而供精人工授精，是指丈夫不能产生具有活性的精子，接受正规精子库提供的精子，进行人工授精。

4. IUI 的必要条件有哪些

① 女方有正常排卵或经促排卵治疗后可自行排卵。
② 女方至少有一侧输卵管通畅。

5. 什么情况下选择夫精人工授精技术

（1）男方因素

男性少精、弱精、精液液化异常、性功能障碍、生殖器畸形等不育。

（2）宫颈因素不育

宫颈性不孕、宫颈狭窄、子宫高度屈曲、宫颈黏液异常等。

（3）不能正常性交

生殖道畸形及心理因素导致性交不能而引起的不孕不育。

（4）免疫性不育

存在影响生育的免疫性因素或免疫性疾病。

（5）不明原因性不孕不育

尚未查明影响妊娠因素的夫妻。

6. 什么情况下选择供精人工授精技术

① 各种原因导致的无精子症患者，特别是非梗阻性无精子症、睾丸穿刺未见精子者。严重的少、弱精子症和畸形精子症。

② 男方有遗传性疾病如精神病、癫痫、严重智力低下等不适宜生育者。

③ 夫妻因特殊血型导致严重母婴血型不合经治疗无效者。

7. 什么是体外受精-胚胎移植技术（IVF-ET）？第一、第二、第三代技术分别适用于哪些人群

体外受精-胚胎移植技术（IVF-ET）也就是我们通常所说的试管婴儿。根据国内成功报道案例的时间顺序，目前我们在临床上常见的有第一、第二、第三代体外受精-胚胎移植技术。

（1）第一代技术——常规试管婴儿

是从女性体内取出卵子，在体外培养后，加入经过处理的精子，在体外受精，形成胚胎，然后转移到子宫内着床，发育成胎儿直至分娩的技术。主要适用于：

① 女方由于各种因素导致精子、卵子运送障碍，如双侧输卵管阻塞等。

② 排卵障碍。

③ 子宫内膜异位症。

④ 男方少、弱精子症。

⑤ 免疫性不孕。

⑥ 不明原因的不育，反复经夫精人工授精，或其他常规治疗仍未妊娠者。

（2）第二代技术——卵胞浆内单精子显微注射（intra-cytoplasmic sperm injection，ICSI）

在精子使卵子受精之前，精子的头部必须附着在卵子的外

部，然后穿透外壳进入卵子内部（细胞质），完成受精。若因为种种原因，精子无法穿透卵子外壳，则可以采用卵胞浆内单精子注射（ICSI）技术与体外受精（IVF）技术一起进行，以帮助卵子受精。其具体是指在显微操作系统下，用特定的注射针将一个精子直接注射到一个卵子的细胞质内，激活卵子受精，然后将可利用的胚胎移植到女方子宫内的一种辅助生殖技术。适用于：

① 极度少、弱、畸形精子症，或生精功能障碍（排除遗传缺陷疾病所致），不能进行人工授精或 IVF。

② 精子顶体异常，无法正常移动或正常附着在卵子上。

③ 不可逆的梗阻性无精子症。

④ 常规 IVF 受精失败。

⑤ 免疫性不育。

⑥ 需行植入前胚胎遗传学检查者。

（3）第三代技术——又称为胚胎植入前遗传学诊断（preimplantation genetic diagnosis，PGD）或植入前遗传学筛查（preimplantation genetic screening，PGS）

PGD 或 PGS 指进行胚胎移植前，取胚胎的遗传物质进行分析，诊断是否有异常，剔除遗传异常的胚胎，选择正常的胚胎进行移植的方法。这种方法可大大降低生育有遗传缺陷胎儿的概率。然而这项技术只是进行筛选，并不能进行基因修改。其具体适用于：

① 染色体异常。夫妻任一方或双方携带结构异常的染色体，如相互易位、罗伯逊易位、倒位、复杂易位、致病性微缺失或微

重复等。

② 单基因遗传病。具有生育常染色体显性遗传、常染色体隐性遗传、Y连锁隐性遗传，X连锁显性遗传、Y连锁遗传等遗传病子代高风险的夫妻，且家族中的致病基因突变诊断明确或致病基因连锁标记明确。如脊髓性肌萎缩症、地中海贫血、肌营养不良症、血友病、苯丙酮尿症、白化病、遗传性耳聋等。

③ 具有遗传易感性的严重疾病。夫妻任一方或双方携带严重疾病的遗传易感基因。

④ 人类白细胞抗原（human leukocyte antigen，HLA）配型。曾生育过需要进行骨髓移植治疗的严重血液系统疾病患儿的父母，可以通过PGD选择剩余一个和先前患儿HLA配型相同的同胞，通过从新生儿脐带血中采集造血干细胞进行移植，救治患病同胞。

⑤ 女方高龄，38岁以上。

⑥ 不明原因反复自然流产。

⑦ 不明原因反复种植失败。

⑧ 严重畸精子症。

8. 试管婴儿是第三代最好吗

值得注意的是，并不是越晚出现的技术越高级，这三代技术之间并不存在递进关系。简单来说，三代试管婴儿都包括了取卵取精、体外受精、胚胎移植等步骤。第二代试管婴儿相较于第一代的体外精卵自然结合受精，则需要运用显微镜将精子注入卵细胞内受精。而第三代与其他两代的差别在于，胚胎移植前增加了检测胚胎的遗传物质这一步骤，淘汰有染色体疾病的胚胎，挑选出健康的胚胎进行移植。临床上需要根据不同的适应证进行选择。

第三部分

孕育路上为你保驾护航

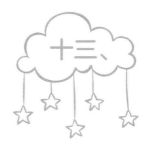

十三、

孕后 3 个月——保胎的
关键时期

在排卵期同房后 2 周，如果月经没有来潮，那么你就可以采用早孕试纸来确定自己是否怀孕了。

如果测出两条杠，那么恭喜你，你的备孕之路已经成功了一半。接下来就是辛苦的怀胎十月了。其中，怀孕后的前 3 个月是保胎的关键时期。一般挺过了前 3 个月，后面出现流产的概率就十分小了。

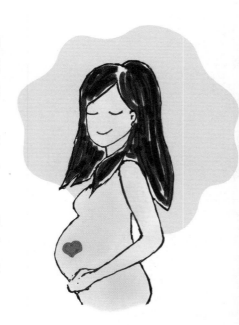

1. 孕周、预产期的计算

怀胎十月，如果顺利的话，我们会在孕 40 周分娩。那孕周是如何计算的呢？是用末次月经的时间来计算的，而不是排卵的时间。比如你的末次月经是 4 月 1 日，那么到 5 月 1 日就是孕4 周。整个孕期，医生会根据孕周安排相应的孕检，因此，时刻了解自己的孕周是非常重要的。

我们还可以通过末次月经的时间来推算预产期。一般预产期是末次月经的月份 −3 或 +9，末次月经日 +7。比如末次月经是4 月 1 日，预产期就是来年的 1 月 8 日。这个预产期只是一个粗略的估算，实际可能相差一到两周的时间。

2. 常见的早孕反应及应对方法

怀孕之后，女性身体的激素水平会发生剧烈的变化，主要表现为雌、孕激素和 HCG（人绒毛膜促性腺激素）的升高，从而伴随出现一系列的早孕反应。

（1）乳房胀痛

最早的感受可能就是乳房的变化。怀孕 2 周左右乳房就会出现酸胀或胀痛，也可能感觉乳房更温暖、丰满。这种乳胀通常不需要干预，保持心情舒畅即可。如果感觉影响生活，可以按揉膻中（位于两个乳头连线中点），这个穴位又叫开心穴，可以很好地缓解乳房胀痛。

（2）乏力

高水平的孕激素可能还会让你感觉犯困、乏力。为了缓解乏力感，要保证充足的睡眠时间，不要熬夜，同时要避免劳累。

（3）少量出血或下腹部绞痛

有些女性早孕期会有阴道少量出血，或类似痛经的感觉，这并不意味着一定会流产，正常妊娠时也会出现此类情况，如果激素水平和超声正常，症状也只持续1~2天，完全不必紧张。这一般是由于胚胎着床导致的，这类出血通常时间很短、量很少，比正常月经期提前几天。

还有些女性把怀孕后的少量出血错当成月经，导致根本不知道自己怀孕了。因此，如果你在备孕期出现月经量少、月经错后或者经血淋漓不净，一定要去医院查血HCG，排除怀孕。

（4）恶心呕吐

孕吐是早孕期的典型症状，有部分女性出现孕吐后才意识到自己可能怀孕了。孕吐一般在停经5~6周出现，停经12周左右消失。但这并不是绝对的，有些女性出现得非常早，怀孕2~3周就出现，也有少数女性整个孕期都在孕吐。

为了减少孕吐，饮食一定要清淡为主，不要急于进补，不吃油腻、辛辣食物，有条件的情况下可以少食多餐。呕吐特别严重的时候，要以流食为主，小口频饮，熬粥时可放一些紫苏、生姜，帮助和胃止呕。必要的时候，可以求助医生，用药物治疗。中药治疗一般1~2周，恶心呕吐就会明显改善。

另外，除了食物之外，很多孕妇对气味也很敏感，闻到特定气味也会恶心，如做饭的油烟味、香水或烟草的味道。因此，孕早期尽量不接触厨房油烟，家庭中要避免使用香水，更不能吸烟或吸二手烟。可以选择自己喜欢的精油、香薰，让环境保持宁静芳香，同时舒缓心情。

（5）厌食或食欲大增

怀孕后可能突然厌恶某些食物，例如咖啡或者油炸食品。食欲大增也很常见，以前不爱吃的东西怀孕后反而更愿意吃，这些改变也是由于激素变化引起的。

（6）小便频率增加

怀孕后，小便频率也会增加，还会出现起夜的情况。为了保证睡眠质量，睡前2小时尽量不要喝水。随着孕周增加，子宫逐渐增大，压迫膀胱更明显，尿频症状也就逐渐加重。这种尿频一般不需要干预，但如果伴有尿痛、灼热感，可能是出现了泌尿系统感染，要及时去医院就医。

（7）头痛、头晕

怀孕后循环血量增加，可能会导致频繁、轻微的头痛。同时，由于血管扩张、血压下降，可能会感觉头晕眼花。这时可以给每天用薄荷泡茶喝，清利头目，缓解头痛、头晕。同时要避免劳累、久站。

（8）便秘

便秘一般是孕晚期随着子宫增大压迫直肠才会出现的症状，但在孕早期，胃气上逆，呕吐明显，胃肠功能偏弱，也有些孕妇会有便秘的现象。这时饮食上应适当补充膳食纤维，多吃叶子类的蔬菜，睡前绕着肚脐顺时针揉腹 50～100 下。这些都有助于促进胃肠蠕动，改善便秘。有些女性吃叶酸会出现便秘，可以与医生沟通，更换叶酸种类。

（9）情绪波动

孕期由于激素变化，会出现情绪化、爱哭的表现。一定要多和朋友、家人倾诉自己的烦恼，在职场上面临的工作压力和挑战，要学会平和面对。焦虑、担心、恐慌，都对事情的结果于事无补。唯有积极乐观的心态，是战胜一切的利器。

另外，保持情绪的稳定对保胎和缓解其他早孕反应都很重要，肝气顺畅，人一身的气才会顺畅。不要生气动怒，多和喜欢的人相处。

3. 早孕期需要做哪些检查

在怀孕的前 3 个月，我们需要做的检查主要是激素三项和 B 超。激素三项包括人绒毛膜促性腺激素（HCG）、雌二醇（E_2）、孕酮（P）。

（1）人绒毛膜促性腺激素

人绒毛膜促性腺激素（HCG）是胎盘分泌的一种糖蛋白，正常女性如果没有怀孕，一般体内是不会分泌 HCG 的。因此，如果体内检测出 HCG 的存在，往往就说明你怀孕了。一般受精卵在子宫内着床以后，孕妇的血液和尿液中就能检测出 HCG。大家常用的验孕棒、早孕试纸，测的就是尿中的 HCG，最早在排卵后 7 天，就可以测出 HCG 阳性，也就是试纸出现两条杠。

在孕早期，HCG 的数值水平会迅速升高，一般 2~3 天就会翻倍，在孕 8~10 周的时候达到高峰。因此，医生会要求你定期抽血复查 HCG 的数值，来确定翻倍情况。在孕 35~50 天，一般 HCG 会升高到 2500U/L 以上，同时超声可以在子宫腔内看到早期的孕囊，如果 HCG 低于 2500，则可能有早期流产、异位妊娠的风险。如果 HCG 升高后大幅度回落，可能有胎停育的风险。因此，HCG 数值是判断胚胎发育情况的重要指标，大家要配合医生做好检测。

（2）雌二醇

雌二醇（E$_2$）是一种雌激素，在怀孕初期由卵巢黄体产生，在孕 10 周后胎盘会产生雌激素，以维持正常妊娠。雌二醇水平会随着孕期增加而有所升高，怀孕早期雌二醇正常值在 0~300ng/L，中期为 1000~8000ng/L，后期为 5000~27000ng/L。

如果在怀孕期间雌二醇低水平，可能导致子宫内膜变薄，不利于胎儿生长，容易流产。如果比正常值高出很多，就要及时去医院复查，排除多胎妊娠和葡萄胎的可能性。

（3）孕酮

孕酮也称黄体酮，是由卵巢黄体分泌的具有生物活性的一种天然孕激素，对受精卵的着床及妊娠有重要作用。足量的孕酮不但能够保证子宫内膜功能的正常，促进胚胎的正常发育，还具有抗排异和抑制子宫收缩的作用，从而保证胎儿在子宫内顺利地正常发育，直至足月。

一般早孕期孕酮值在 20～30ng/mL，但并不是说孕酮低就一定不好，因为孕酮在我们体内分泌是脉冲式的，处于波动的状态，同一天的上、下午测可能都有不一致的结果。哪种情况需要额外关注孕酮值呢？如果之前有过自然流产、胎停育经历，或者此次怀孕后出现阴道出血等先兆流产的表现，或者合并有多囊卵巢综合征、子宫内膜异位症、子宫内膜息肉等可能引起黄体功能不足的疾病时，可以补充孕酮，预防流产。如果没有任何症状，孕酮值低于 20ng/mL，也不是一定会流产，临床上也有很多案例，早孕期孕酮在 10～20ng/mL 的，仍然能正常生育。因此，出现孕酮值偏低，不要过于紧张，可以和自己的医生沟通治疗方案，必要时积极保胎。

（4）盆腔 B 超

早孕期的 B 超检查，对孕妇和胎儿都非常安全，还可以直观地看到胎囊的大小、胎芽胎心的情况，排除宫外孕、胎停育等异常情况，也是早孕期的重要检查。

在早孕期至少需要做 2 次盆腔 B 超，第一次确定胚胎在宫内，一般 HCG 数值大于 2000U/L，就可以在宫内看到孕囊了。这时最大的风险就是宫外孕，一旦在宫内没有看到孕囊，子宫腔外却看到可疑的包块，宫外孕的可能性就很大了。宫外孕必须马上处理，否则有生命风险。

闯过了"宫内""宫外"这一关，第二关就是在孕 6 周左右，看是否有胎芽胎心了。如果胎芽胎心正常，孕早期你基本就闯关成功了。如果一直没有胎芽胎心，或者有胎芽无胎心，就提示胚胎可能停止发育了。这时也不要悲观消极，要积极寻找原因，休养身体，再接再厉。

4. 什么情况下需要保胎

保胎是每个孕妇都非常关心的问题，但是医学界有一种观点，叫作"优胜劣汰"，简单来说，就是如果胎儿发育是正常的，不用保胎也能生下来；如果胎儿发育是不正常的，比如有基因缺陷，那么也没必要保胎。

这种观点确实有一定道理，但是在临床上，我们也看到很多孕妇早孕期出现腹痛、出血、激素值偏低等情况，经过保胎顺利生产的。毕竟，谁也不希望怀孕十月之路刚开始就终止，大多数孕妇都是希望积极保胎的。

事实上，怀孕的前 3 个月正是保胎的关键时期，很多早期流产、胎停育，都发生在怀孕的前 3 个月。我们推荐以下几类孕妇，只要确认自己的宝宝是宫内孕，不是宫外孕，就要开始联系医生积极保胎。从中医学理念上看，孕期吃一些健脾、补肾、安胎类的中药，对胎儿的发育也是有好处的。

（1）不良孕史者

曾经有过自然流产经历的，推荐保胎。尤其是复发性流产，即有过 2 次或 2 次以上自然流产经历的，一定要坚持保胎到 12 周，对这类女性，能否保胎，是能否成功生产的关键因素。

（2）年龄超过 35 岁

年龄超过 35 岁的孕妇，推荐保胎。35 岁以后，女性的卵巢功能开始下降，从中医学角度看，女性"五七阳明脉衰"，即 35 岁以后女性的阳明经络气血开始衰弱，此时怀孕概率下降，怀孕以后出现流产的概率也会提高。因此，一旦发现怀孕，更要积极保胎，保护来之不易的宝宝。

（3）早孕期出现先兆流产表现

早孕期出现腰酸、腹痛、阴道出血等情况的，都属于"先兆流产"的表现，如果积极保胎，是有可能顺利生产的，如果保胎不及时，可能就要面临流产了。

（4）合并影响妊娠的妇科疾病

若患有子宫内膜异位症、子宫腺肌病、多囊卵巢综合征、月经紊乱等妇科疾病，早孕期也有一定的流产概率，即使没有出现不适，也推荐积极保胎。

（5）迫切生育

自身生育意愿特别迫切的，也可以在医生指导下进行保胎。

后面我们也会给大家介绍一些保胎的食物和药物。当然，如果你的身体特别好，所有孕期检查正常，也没有任何不适的，以前也没有过早孕期流产经历的，可以不需要保胎；或者孕期身体条件特别差，比如剧烈呕吐得不到控制、严重妊娠高血压等，还是建议拿掉胎儿，先以调养好自己的身体为主。

5. 保胎食疗

保胎，是一种优生的保护性措施之一。想要保胎的准妈妈可以选择一些适合的食谱来调养。准妈妈的饮食安排要科学合理，营养要求丰富，但不宜多吃高脂肪和高胆固醇的食物，应多吃低脂肪、低胆固醇的食物，比如豆类、香菇、海菜、莲藕等。体质虚弱者应多吃补血的食物，比如动物肝脏、鱼肉、牛奶、葡萄、芝麻等。忌用茴香、花椒、胡椒、桂皮、辣椒、大蒜等辛热性调味料，少吃味精，因为味精里的化学成分可透过胎盘，对胎儿产生影响。绿叶蔬菜、坚果也是安胎保胎的好选择。应尽量选用新鲜天然食品，蔬菜应充分清洗干净，水果最好去皮后再食用，以避免农药污染。另外，适当选择一些药膳可以起到很好的安胎作用。

这里介绍一些孕期对保胎有好处的食物及药膳。

（1）蔬菜类

菠菜：含有丰富叶酸，名列蔬菜之首。叶酸的最大功能在于预防胎儿发生脊髓分裂、脑积水、无脑等神经系统畸形，对预防贫血、减少孕晚期先兆子痫发生也有一定作用。菠菜中大量

B族维生素还可减少盆腔感染、精神抑郁、失眠等常见孕期并发症的发生。

紫菜： 营养丰富，含碘量很高，富含钙、铁等元素，能增强记忆，纠正贫血，保健骨骼、牙齿，还含有一定量甘露醇，可作为治疗孕期水肿的辅助食品。紫菜所含的多糖可增强人体免疫力，还有降胆固醇、抑癌作用，推荐最佳烹饪方法是紫菜虾皮蛋汤，因为虾皮也是补钙佳品。

山药： 营养价值丰富，含有人体必需的维生素、各种矿物质、多种微量元素、多酚氧化酶、淀粉酶及各种氨基酸等。从中医学来讲，山药具有补中益气、健脾益肾、生津止渴的作用，利于养胎。山药的饱腹感比较强，还有一定减肥作用，可促进胃肠道蠕动，促进消化吸收，可预防和缓解孕期便秘的发生。

（2）蛋白类

动物肝脏： 孕妇容易出现生理性贫血，容易患孕期贫血或引起早产。动物肝脏铁含量较高，但一周吃一次即可。

鱼： 在怀孕期间多吃鱼，尤其是一些海产鱼，具有健脑作用。鱼类食物还含有矿物质、DHA、卵磷脂等多种胎宝宝所需的营养物质，其中DHA能促进大脑神经发育，使胎宝宝更聪明。常吃鱼还有防止早产的作用，孕晚期可延迟孕周，防止低体重儿。孕早期多吃鱼，能帮助预防流产发生。

（3）五谷类

孕期的营养摄入提倡均衡，碳水化合物要占到孕期能量的50%～60%。但要适当控制精米、精面的摄入，适当增加一些粗粮和杂粮的摄入来控制血糖的升高，吃五谷杂粮可预防妊娠糖尿病的发生风险。

豆类： 如黑豆、白芸豆、扁豆、豇豆、鹰嘴豆、大豆等，可提供蛋白质和纤维素，还富含铁、叶酸、钙和锌等关键营养物质。可煮粥或者蒸饭作为辅餐食用。

黑米： 黑米含有的营养素也非常高，中医学认为其有补肾暖肝、开胃益中、涩滑补精的功效，在日常生活中孕妇以食用黑米粥或者黑米饭的方法进行食补，可改善气血不足或者补充营养，常吃有安胎的效果。

（4）零食类

蜂蜜： 是最天然的保胎食物。蜂蜜中富含人体所需的多种维生素和微量元素，很容易被人体吸收。在睡前喝一杯蜂蜜水，还能够辅助孕妇入睡，提高睡眠质量，缓解妊娠紧张情绪。

巧克力： 临产必备。巧克力营养丰富，热量多，消化吸收快，其消化吸收速度为鸡蛋的 5 倍，对于急需热量的产妇来讲无疑是"雪中送炭"，被称为最佳分娩食品，临产时吃几块巧克力，可缩短产程，帮助顺利分娩。

瓜子： 推荐孕妇吃的瓜子类包括葵花子、西瓜子、南瓜子等。葵花子富含维生素 E，能够促进脑垂体前叶促性腺分泌细胞功能，使卵泡数量增多，黄体细胞增大，增强孕酮的作用，有利于安胎。西瓜子含亚油酸较多，可促进胎儿大脑发育。南瓜子营养全面，富含蛋白质、脂肪、碳水化合物、钙、铁、磷、胡萝卜素、维生素 B_1、维生素 B_2 等，养分比例平衡，利于人体吸收。

（5）水果类

水果可选用火龙果、柑橘、西红柿、杨梅、樱桃、葡萄、苹果等。

火龙果：是一种绿色、环保果品，不使用任何农药都可以正常生长。火龙果含有蛋白质、膳食纤维、维生素 B_2、维生素 B_3、维生素 C、铁、磷、钙、镁、钾等，非常适合孕妇食用。火龙果糖分以天然葡萄糖为主，容易吸收，适合运动后食用。火龙果不宜与牛奶同食。寒性体质或容易腹泻者不宜多食。

柑橘：是橘、柑、橙、金柑、柚、枳等的总称。柑橘类水果含有 30 余种人体所需的营养物质，其中的柠檬苦素具有抑制肿瘤的功能，就连橘皮、橘络、橘核、橘叶等也可入药。中医学认为其具有疏肝、健脾、和胃等不同功能，孕期服用可缓解孕吐，具有促进食欲的作用。

葡萄：葡萄中的多种果酸有助于消化，适当多吃些葡萄，能健脾和胃。葡萄中含有矿物质钙、钾、磷、铁及多种维生素 B_1、维生素 B_2、维生素 B_6、维生素 C 等，还含有多种人体所需的氨基酸。常食葡萄对神经衰弱、疲劳过度有益，孕妇适当吃些葡萄，能够预防妊娠和产后抑郁。有先兆流产的阴道出血现象时，吃葡萄有一定安胎作用。但孕后期不可多吃，以防出现妊娠糖尿病。

（6）孕妇药膳处方推荐

1）鲫鱼姜仁汤

食谱原料：鲫鱼1条，生姜6g，砂仁少许，其他调味料少许。

制作方法:

① 将鲫鱼去鳞、内脏，洗净。将砂仁洗净，沥干，研末，放入鱼肚。

② 生姜去皮洗净后切丝，待用。

③ 将鱼放入炖盅，再放入姜丝，盖上盅盖，隔水炖 2 小时。

④ 加调味料调味，稍炖片刻，即可食用。

这款汤有安胎、止吐、醒胃的功效。对于女性妊娠期间呕吐不止、胎动不安，有较好的疗效。

2）清蒸砂仁鲈鱼

食谱原料: 鲈鱼 250g，砂仁 10g，生姜 10g，料酒、精盐、麻油、味精各适量。

制作方法:

① 将砂仁捣碎，生姜切成细粒，二者同装入鲈鱼腹中，放到碗中。

② 再加料酒、精盐、麻油和水，放在蒸笼内蒸熟。

此食谱具有补中安胎的作用，适用于脾虚气滞所致的呕逆、胎动不安等症状。

3）杞子二肚汤

食谱原料: 鱼肚 30g，枸杞子 10g，猪肚 100g，调料适量。

制作方法:

① 将猪肚洗净，切片，鱼肚水发，和枸杞子等同放锅中。

② 再加入清水适量，煮到二肚熟后即可。

此款汤品具有补血、滋阴、安胎、止痛的功效，适用于阴血不足所致的胎动不安。

4）阿胶鸡子羹

食谱原料：盐，黄酒，阿胶 10g，鸡蛋 1 个。

制作方法：

① 阿胶洗净后放在碗里，隔水蒸，直到阿胶溶化，然后打入鸡蛋。

② 倒入黄酒、盐、清水，搅拌均匀后再继续蒸，蒸成羹为止。

此款药膳可养血滋阴，安胎止痛，改善气血虚弱所致之胎动不安，如果孕妇血虚有胎漏、失眠、烦躁可以食用该食谱，每天服用 1 次。

5）菠菜猪肝粥

食谱原料：菠菜、猪肝，姜、大米、盐、香油、枸杞子、香葱、胡椒粉各适量。

制作方法：

① 大米洗净，熬成粥。

② 猪肝切片，飞水捞出，冲净血沫待用。

③ 姜切丝，葱切末，枸杞子用水泡开，菠菜用开水烫一下捞出切段。

④ 将粥煮滚后放入猪肝片、菠菜、姜丝，加入盐、胡椒粉调味。

⑤ 放入枸杞子出锅装碗，淋少许香油，撒香葱末即可。

此款药膳营养丰富，对于孕期发生贫血，感觉乏力疲劳的孕妇有很好的补气养血安胎作用。

6）艾叶鸡蛋汤

食谱原料：艾叶 50g，鸡蛋 2 个，白糖适量。

制作方法：将艾叶加水适量煮汤，打入鸡蛋煮熟，放白糖溶化即成。每晚睡前服。

该食谱具有温肾安胎功效，适用于习惯性流产。艾叶能散寒止痛，温经止血安胎，阴虚血热者慎服。

7）核桃鸡蛋汤

食谱原料：核桃5~6个，鸡蛋2个，香油、食盐适量。

制作方法：

①核桃剥开放入搅拌机中搅碎。

②锅内放水，放入核桃仁，开中火煮半个小时左右。

③捞出核桃渣，盛出核桃汁。

④另起一锅，倒入核桃汁，打入鸡蛋液并搅拌均匀，开大火煮开。

⑤倒入适量香油、盐调味即可。

富含维生素E的核桃仁，加上富含蛋白质的鸡蛋做成的汤，不仅能安胎，还能补肾。

8）杜仲红枣粥

食谱原料：大枣10个，杜仲9g，大米50g。

制作方法：

①将所有食材洗干净，将大枣去核。

②锅内放杜仲煎水，先开大火，然后开小火煮20分钟左右，去渣留汁，盛出备用。

③另起锅放入杜仲汁，并加入大米和大枣，煮成粥。

杜仲具有补肝肾、强壮骨、调冲任、固经安胎的功效，加大枣养血安神，合大米甘润开胃。此款药膳安胎的同时还能美容养颜，增加孕妇食欲。

6. 常见的保胎药

怀孕分为孕早期、孕中期和孕晚期，不同孕期的保胎药有不同选择，可选择西医保胎药，也可选择中药保胎。早孕期间保胎时，需要注意保胎前排除宫外孕、胚胎停育等特殊情况。此外，保胎药物必须在有指征的时候才可以服用，女性不可以盲目行保胎治疗，以免影响胎儿的生长、发育。

（1）中医保胎

中医保胎是在医生指导下合理使用一些中药，是一种顺应自然、因势利导的自然疗法。对于由于内分泌功能失调、体质、免疫等原因引起的先兆流产现象，中药大多可通过改善症状、增强体质、改善盆腔内环境、促进宫体和胚胎供血供氧，有利于胚胎的种植和发育，从而达到保胎优生的目的。

中药安胎有固肾安胎、益气养血安胎、清热凉血安胎、滋阴清热安胎等治法的不同，其中固肾安胎最为常用，代表方是寿胎丸，常用药物如菟丝子、桑寄生、续断、阿胶等，用来治疗肾虚型先兆流产。益气养血安胎亦常使用，代表方药为胎元饮，具体用药如人参、白术、当归、白芍、杜仲、陈皮等，主要针对气血虚弱型先兆流产患者。此外还有清热凉血安胎法，代表方药为阿胶汤，常用药物如黄芩、白芍、熟地黄、阿胶、当归等。滋阴清热安胎代表方药如保阴煎，具体药物如生地黄、熟地黄、黄芩、黄柏、白芍、山药等。活血化瘀安胎常用方药为桂枝茯苓丸联合寿胎丸加减。

安胎中药常依据孕妇症状、舌苔、脉象等联合加减应用。中医学认为黄芩具有清热安胎的作用，白术具有健脾安胎的作用，糯米与砂仁具有养胃安胎的作用，地黄、芍药、当归、阿胶具有养血安胎的作用，黄芪与人参具有补气安胎的作用，菟丝子、杜仲、续断、桑寄生、山茱萸等具有补肾安胎的作用。每一种药物都有它独特的作用与不良反应，建议最好在医生的指导下来进行使用。

还可选择保胎的中成药，比如滋肾育胎丸、保胎灵片、保胎无忧片等，治疗效果都是不错的。在怀孕过程当中，如果出现了先兆流产症状，可以去正规医院，请医生帮助对症治疗。

（2）西医保胎

临床上比较常用的西医保胎药主要包括：①黄体酮类的药物，如黄体酮软胶囊、黄体酮针剂、地屈孕酮等。②抑制宫缩的药物，如盐酸利托君、硫酸镁、阿托西班、沙丁胺醇等。③维生素类补充剂，如维生素E、叶酸等。此外，还有一部分因为抗磷脂抗体阳性而出现免疫因素的流产，则需要使用低分子肝素或者小剂量阿司匹林，这个时候低分子肝素和小剂量阿司匹林也属于保胎药。如果先兆流产是孕妇HCG水平过低引起的，注射用绒促性素可以帮助孕妇补充绒毛膜促性腺激素，帮助稳定胎儿状态，起到保胎作用。这个时候，注射用绒促性素也是一种保胎药。

在使用上，胎盘形成前和胎盘形成后用的保胎药物种类是不同的。

女性怀孕3个月内即早孕期，由于胎盘还未形成，如果孕酮低下，人绒毛膜促性腺激素增长缓慢，可以通过补充黄体酮和人绒毛膜促性腺激素来保胎。孕早期出血，经检查考虑为孕酮水平不足引起的先兆流产，主要使用孕激素制剂，口服的最常用的是黄体酮胶丸和地屈孕酮片，注射类的安胎药主要是黄体酮注射液，可以抑制子宫的收缩，有利于胚胎的着床和发育。如果是血HCG水平不足，就需要补充绒毛膜促性腺激素，一般选择人绒促性素针剂。

在安胎治疗过程中，注意定期抽血检查人绒毛膜促性腺激素和孕酮这两个数值，同时也要注意患者的阴道流血、腹痛的症状有没有缓解。如果腹痛和阴道流血消失，而且抽血检查人绒毛膜促性腺激素和孕酮值恢复正常，超声提示胎心搏动比较好，就是保胎比较成功。

保胎，除了需要用药物保胎以外，还需要孕妇加强饮食营养，要多加休息，不要剧烈运动，不要有性生活，避免重体力劳动，必要时甚至要绝对卧床。孕妇还需要适当的清淡饮食，不要吃辛辣刺激的食物，保证睡眠充足，调整心情，避免过度紧张。如果早期先兆流产，需要合理服用保胎药一直到3个月，这样才可以保胎成功。

孕晚期保胎药物主要为预防发生晚期流产、早产及抑制子宫收缩现象，延长孕龄和增加胎肺成熟的时间。一般在妊娠3个月以后出现下腹坠胀，肚子发紧或者阴道流血等情况，给予抑制宫缩的药物进行治疗。

最后总结一下，保胎药不存在哪一种最好，而是哪一种最适合，所以要根据不同的情况，给予相应的治疗，不同导致早产或者流产的原因，就需要运用不同的药物。在怀孕早期，因为黄体功能不足就要额外补充孕激素，所补充的孕激素就属于保胎药。

另外，还有一部分因为抗磷脂抗体阳性而出现免疫因素的流产，则需要使用低分子肝素或者小剂量阿司匹林，这个时候，低分子肝素和小剂量阿司匹林也属于保胎药。在怀孕的中期和晚期出现的先兆流产和先兆早产，多数和宫缩有关，这种情况下的保胎药，往往是抑制子宫收缩的药。

所以在选择用药的时候，一定要由医生根据具体病情给予保胎药，根据病情所使用的药物，才是最好的保胎药。如果出现先兆流产，要及时去医院检查，在医生指导下合理使用药物，这样才相对安全。

1. 孕吐严重，吃不下保胎药怎么办

孕吐，又称妊娠呕吐，是指早孕反应出现的恶心呕吐现象，是怀孕早期一个正常的生理性反应。怀孕后因为体内激素过快增长，会引起孕妇恶心呕吐、头晕厌食、恶闻油腻等早孕反应。一般来说，孕吐在怀孕 3 个月以后基本上就消失了，但是每个人孕吐持续的时间不同，强度也不同，有的孕妇孕吐反应非常强烈，而且持续的时间也比较长，在整个孕期都会有孕吐反应。需要具体情况具体处理。

不需就医：如果孕吐反应不是很重，可以饮食调整，生活规律，多休息，不需要特殊的处理。在家放松心情，在饮食上要注意清淡些，可以采取少食多餐的方法，间隔的时间不要太长，如果在胃空的情况下，很容易引起恶心呕吐反应。也可以适量吃些甜点或者酸甜可口的水果，或者喝一些姜茶也能够减轻孕吐反应。

需要就医：如果以上方法还不缓解怎么办？重要的是查尿酮

体，如果尿酮体不多还没必要输液，可以用中药汤剂、中医外治法、西药等；如果尿酮体高，则需输液，甚至住院治疗。

中医提供了一些安全、便捷的特色疗法，不影响母婴健康，同时有健脾补肾安胎之效。这里提供一些办法和建议。

（1）口服中药汤剂

孕吐严重，甚至食入即吐者，中医称"妊娠恶阻"，需要辨证论治。《胎产心法》云："恶阻者，谓有胎气，恶心阻其饮食也。"中医学认为其发病机制是冲气上逆，胃失和降，常由胃虚、肝热和痰滞所致。根据传统经方及临床经验，临床常见的有肝胃不和型、脾胃虚弱型、痰浊阻胃型。中医通过个体化的辨证施治，以调气和中、降逆止呕为治疗大法，同时注意固护胎元，以达到和胃止呕目的。中药方剂选方多以香砂六君子汤或橘皮竹茹汤为主方加减，以调气和中，降逆止呕，达到止呕的疗效，但是中药汤剂口服需要由专业人士指导进行。

（2）中医外治疗法

不方便口服中药汤剂的孕妇也可以选择中医外治疗法。针对以上情况，临床上较为常用的治疗方法如下。

①穴位按摩：按摩止孕吐，有3个穴位很有用。分别是中脘、内关、足三里。对这三个穴位，可用大拇指指腹进行揉按，每个穴位持续揉按5分钟，每天3次，会有不错的效果。

中脘：从心窝到脐连线的中点。按揉方法：以掌根轻轻按揉，先顺时针按揉20～30次，再逆时针按揉20～30次。

内关：位于手掌腕横纹中央向上3指宽的凹陷处。按揉方

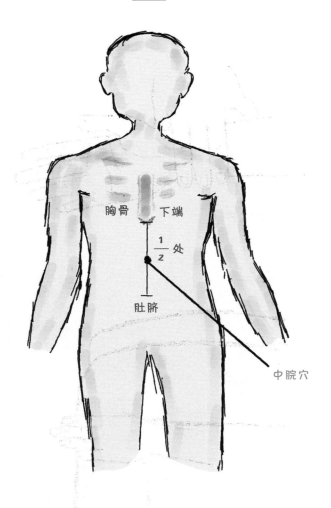

胸骨 下端

$\frac{1}{2}$ 处

肚脐

中脘穴

法：左右手交替用大拇指点按内关各 50 次，以按揉时不感到酸痛为最佳。每天三餐前半小时按揉。

足三里：具体位置在外膝眼下 3 寸，胫骨前嵴外 1 横指处。用自己的 4 根手指横于髌骨下缘，第 4 横指外缘 1 横指处即为足三里。按揉方法：端坐凳上，四指弯曲，按放在小腿外侧，将

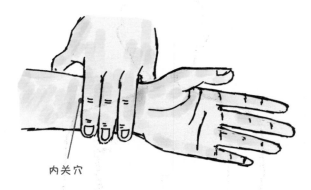

内关穴

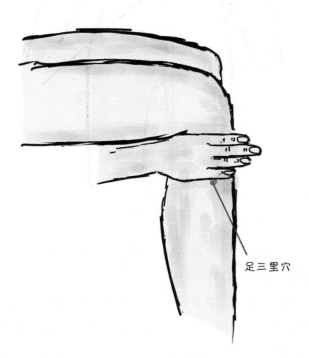

足三里穴

拇指指端按放在足三里处正确位置，做点按活动，一按一松，连做 36 次。两侧交换进行。

②穴位贴敷：将止呕中药粉（可以取丁香、半夏等中药研磨为粉），生姜汁调和，敷于内关、足三里、中脘等常用止吐穴位。通过穴位直接透皮吸收，无创无痛，还能避免对胃肠道的刺激。

③耳穴按压：取王不留行籽耳穴压豆，多选取胃、神门、内分泌、皮质下等耳穴，方便且止呕效果明显。

④穴位注射：取双耳神门穴，每穴注射维生素 B_1，一般 1 次缓解或止吐。

（3）就医住院

需要注意的是，若孕妇出现妊娠剧吐，即频繁恶心呕吐，不能进食，体重较前减轻大于 5%，甚至出现体液电解质失衡或者新陈代谢障碍，这时就需要足够重视，需要去医院住院治疗。

妊娠剧吐严重的，很可能会影响胚胎的正常发育，孕妇还会出现视神经炎及视网膜出血，甚至合并甲状腺功能亢进、韦尼克脑病，严重影响母婴生命。在排除其他疾病引发的呕吐的情况下，检测尿常规、肝功能、肾功能和离子，看尿酮体和离子电解质是否失衡，必要时需要给予补液治疗，纠正酮症酸中毒的情况。

8. 孕期安胎的其他注意事项

（1）饮食

营养均衡，不要吃寒凉、辛辣及刺激性食物。蟹类、河蚌、田螺等都属于寒性食物，吃多易导致滑胎、胎动不安。不吃有加强宫缩效果的食物，比如常见的山楂。

（2）运动

保胎期间不适合运动，有先兆流产现象的甚至要求卧床休息。孕后期胎儿稳固后运动量可适当增加，但要保证安全，避免太过激烈，比较适合快走或者慢跑、游泳，以有氧运动、锻炼耐力为主。参加孕妇体操或者瑜伽可以帮助孕妇拉伸骨盆的韧带，利于分娩。

（3）情绪

目不视恶色，耳不闻恶声，调心神，和性情，节嗜欲，行为端庄，诸事清净。

（4）作息

作息规律，少看电视、手机，少去人员密集的娱乐场所，安神宁心才能好好养胎。

（5）环境

少用或者不用化妆品，最好只用护肤品。家里的环境要保证安全，绊脚的物品要放好，卫生间等容易滑倒的地方要放防滑垫，以防孕妇滑倒，伤到胎儿。

9. 保胎要保到什么时候

如果是普通的先兆流产，保胎过程中可通过随访 B 超判断胎儿的情况。如果胚胎按规律生长，同时孕妇临床上的出血和腹痛等流产症状也消失，各项激素水平在正常范围，那么保胎就可以算成功了。

但需注意的是，以下特殊群体应注意保胎时间。

① 反复自然流产、胎停育：需采取积极的保胎措施，保胎至少超过上次胎停周数才能停药。

② 孕早期黄体功能不足：一般孕 10 周后胎盘自身开始分泌黄体酮，10 ~ 12 周孕酮可逐渐停药。

③ 对于易栓症或免疫异常患者：肝素可能需要用药至生产，用药期间要定期检测肝肾功等。

十四、

怀孕 3 个月了，快乐要回来了吗

在经历早孕期的紧张兴奋、保胎期间的寝食不安、孕吐难受到怀疑人生、保胎成功后的热泪纵横后，我们是不是可以放松警惕了？一般来说，3 个月后孕早期的不适会逐渐缓解，身体达到一个相对平稳的状态，我们的情绪和心态也会发生一些变化，我们逐渐适应自己成为妈妈的角色转变。在快乐陪伴我们的同时，孕妇们仍然需要关注自己和宝宝的一举一动。

1. 我们熟悉又陌生的产检

（1）产检前建卡建档是什么意思

为了加强对孕妇的系统管理，提高产科疾病防治与管理质量，降低"三率"（孕产妇死亡率、围产儿死亡率和病残儿出生率），我国已普遍实行孕产期系统保健的三级管理和孕产妇系统保健手册，即我们常说的"建卡建档"。

建卡：就是领取《孕产妇系统保健手册》。准妈妈大概在6~8周做完早孕超声后，就可以去户口或居住证所在地的社区卫生服务中心领取该手册。所需材料和办理手续各地不同，可以咨询当地的社区卫生服务中心。手册会记录每次产检的情况及处理意见，在医院住院分娩时也需要提交手册，以方便医生了解产妇情况并记录分娩及产后母婴情况。

建档：一般情况下需要在社区建卡后，在孕8~12周去医院建档。建档其实就是选择产检和分娩的医院，如果你所在的地区，医疗资源紧俏，最好在建卡后，就问问中意的产检医院，了解建档流程及时间。建档其实也很简单，只要提前准备好所需材料，挂号后就医，医生会询问并填写你的孕产档案，预约后续产前检查，之后只需要根据预约的时间按时进行产检即可。

（2）如何选择建档医院

建档医院的选择需要考虑多种因素，并不是简单的"有钱选私立医院，没钱选公立医院"。一般来说，我们需要考虑距离、医院整体实力、孕妇个人情况、家庭经济这几大因素。

如果孕妇没有合并其他疾病，那么建档首先选择离家近的医院，最好离工作单位也比较近，因为孕妇在整个孕期中去医院的次数保守估计也得有十几次，尤其是到了孕晚期，稍有风吹草动就要立马去医院。其次是考虑医院的整体医疗水平和产科实力，近些年我国产科诊疗能力突飞猛进，各医院的产科又经历了开放二胎和三胎后的增量考验，因此健康的孕妇们不必焦虑，一定要去高级别的医院生产。如果追求生产环境及服务质量，在家庭经济条件允许的情况下可考虑私立医院或者公立医院的特需门诊或国际部。

但如果孕妇合并有其他疾病，比如心血管疾病、呼吸系统疾病、血液系统疾病等内、外科疾病，医院整体实力及产科救治水平则尤为重要，将作为首选条件，如果同时追求生产环境及服务质量，可考虑高级别公立医院的特需门诊或国际部。总之，建档医院的选择需要结合孕妇个人情况，在建档的时候做好咨询。

（3）多久做 1 次产检比较好

产检又称产前检查，是监测胎儿发育和宫内生长环境，监护孕妇各系统变化，促进健康教育与咨询，提高妊娠质量，减少出生缺陷的重要措施。当我们在家自己测出怀孕后需要去医院抽血进行确认，确认怀孕后一般在孕 6~8 周做 B 超确定宫内活胎，这时候需要去医院进行建档，建档后我们只需要踏实地根据医院制订的产检计划按时产检就行了。一般来说，在孕 13~27 周期间，每 4 周做 1 次产检；在孕 28~36 周期间，每 2 周做 1 次产检；在孕 37 周至分娩期间，每 1 周做 1 次产检。

（4）产检项目有哪些

规范和系统的产前检查是确保母儿健康与安全的关键环节，为了更清晰地表示产检的项目及具体时间，我们以表格的形式来说明（表 2）。

表2　产检项目及时间一览表

		时间	产检必查项目	备选检查项目
早期妊娠	第1次检查	6～13^{+6}周	血常规 尿常规 血型（ABO和Rh） 空腹血糖、肝功能和肾功能 甲状腺功能 乙型肝炎病毒表面抗原、梅毒螺旋体和HIV 心电图等 血压 身高、体重指数 超声检查 胎心率 评估妊娠期高危因素	HCV筛查 地中海贫血 宫颈细胞学检查 宫颈分泌物检测：淋球菌、沙眼衣原体和细菌性阴道病的检测 妊娠11～13^{+6}周B超测量胎儿NT厚度（必查项） 妊娠10～12周绒毛活检
中期妊娠	第2次检查	14～19^{+6}周	血压、体重、宫底高度、腹围、胎心率 唐氏筛查（15～20周）	羊膜腔穿刺检查胎儿染色体，年龄≥35岁者，进行无创DNA或羊水穿刺
	第3次检查	20～23^{+6}周	血压、体重、宫底高度、腹围、胎心率 胎儿系统B超筛查（18～24周） 血常规、尿常规	宫颈评估（B超测量宫颈长度，识别早产高危者）
	第4次检查	24～27^{+6}周	血压、体重、宫底高度、腹围、胎心率 75g OGTT 血常规、尿常规	抗D滴度复查（Rh阴性者） 宫颈阴道分泌物胎儿纤维连接蛋白（fFN）检测（早产高危者）

续表

		时间	产检必查项目	备选检查项目
晚期妊娠	第5~6次检查	28~31⁺⁶周	血压、体重、宫底高度、腹围、胎心率、胎位 产科B型超声检查 血常规、尿常规	B超测量宫颈长度或宫颈阴道分泌物fFN检测
	第7~8次检查	32~36⁺⁶周	血压、体重、宫底高度、腹围、胎心率、胎位 血常规、尿常规	B族链球菌筛查（35~37周） 肝功能、血清胆汁酸检测（32~34周，怀疑妊娠期肝内胆汁淤积症孕妇） 无刺激性胎心监护（34周开始） 心电图复查（高危者）
	第9~13次检查	37~41⁺⁶周	血压、体重、宫底高度、腹围、胎心率、胎位、宫颈检查（Bishop评分） 血常规、尿常规 无刺激性胎心监护检查	产科B超检查 评估分娩方式

注：（表格出自第8版《妇产科学》）

2. 怀孕 3 个月了，我怎么还是孕吐不断

（1）怀孕后为什么会孕吐

怀孕后孕妇体内绒毛膜促性腺激素开始分泌增多（也就是我们常说的 HCG），胃酸分泌减少、胃排空时间延长，会出现头晕乏力、食欲不振、喜食酸物或厌恶油腻、恶心、晨起呕吐等一系列反应，统称为妊娠反应。这些症状一般无须做特殊处理，妊娠 12 周后随着体内 HCG 水平的下降，症状多自然消失，食欲恢复正常。由于个体差异，妊娠反应的时间和程度也多有不同。绝大部分妊娠女性（50%～90%）都有恶心和呕吐的发生，一般从妊娠 6～8 周开始，到 10～12 周达到高峰，一半左右在妊娠 14 周前缓解，16～20 周症状消失，90% 在妊娠 22 周前缓解，约 10% 的人呕吐症状会持续整个孕期。

（2）孕吐一定与 HCG 升高有关吗

怀孕后大部分女性孕吐与 HCG 升高有关，孕早期随着 HCG 升高，恶心、呕吐、厌油腻症状逐渐加重，孕 12 周左右随着 HCG 逐渐下降，反应也逐渐减轻。但有一小部分孕妇妊娠反应异常明显，恶心、呕吐、胃胀、胃痛、反酸、烧心，12 周后仍然明显。这可能与孕妇在怀孕前就有消化系统疾病有关，比如慢性胃炎、反流性食管炎、胃溃疡等常见疾病。因此，早孕反应、消化道症状比常人更明显，应当积极去消化内科就诊，孕妇使用部分针对消化系统疾病的药物也是安全的。

（3）减轻妊娠反应的科学小方法

孕早期也是胚胎形成、胎儿发育的关键时期，所以应特别注意孕妇的膳食调理，以保证足够的营养供给。可以尝试以下小方法减轻妊娠反应。

① 少吃多餐：少而精，干稀分食，每餐进食量不宜过多，以不引起呕吐为宜，面包、苏打饼干等食物可降低孕吐的不适，且妊娠早期胚胎对营养的需求尚不是很多，所以少而精的食物完全能够弥补进食量的不足。

② 食物宜清淡：尽量不吃太咸、油腻或有特殊气味的食物，少吃或不吃冰冷、不易消化的食物；尽量避免刺激因素，如果晨起刷牙刺激咽部会导致症状加重，也可以改为餐后淡盐水漱口。

③ 克服畏惧心理：尽可能减轻精神负担，不要怕吐而不敢吃；即使吐了，休息一下再吃，胃中有少量饮食，反而能减轻妊娠反应。

④ 补充水分：及时补充水分，避免脱水。

⑤ 充分休息：适当减少运动量和工作量，保证充分休息；保证心情舒畅；保持室内空气清新，经常开窗透气，少去有异味的地方等。

（4）孕吐明显，什么时候需要去医院就诊

以上减轻妊娠反应的小方法可以明显减少早孕反应带来的不适和不快，但并不能完全缓解恶心、呕吐等症状，这个时候可适当服用维生素 B_6 止吐。此外，中医药在缓解早孕反应、治疗妊娠剧吐、增强脾胃功能方面疗效很好，可尝试接受中医药治疗。

但是，如果出现了严重持续的恶心、呕吐，甚至呕吐不止、口干、眼干等症状，需要警惕妊娠剧吐引起脱水的可能，需要立即就医。这里可以教大家一个简单的方法：当你觉得每天吐的比吃进去的要多，那就需要尽快去医院检查了。妊娠剧吐发生的比例为 0.3%~10.8%，表现包括反复的呕吐、体重较孕前体重下降 5% 以上、脱水、电解质失衡和酮症。妊娠剧吐是妊娠呕吐最严重的阶段，与孕产妇、胎儿和儿童预后不良等有关，甚至会导致孕妇严重并发症甚至危及生命，被迫终止妊娠。因此，需要早期识别、早期治疗，甚至及时住院治疗。

3. 怀孕后我可以同房吗

（1）孕期同房有什么危害

孕期同房可能会造成宫缩、感染、出血等危害，进而危及母婴健康。同房时由于性兴奋会刺激子宫引起宫缩，宫缩频繁会增加流产、早产的风险；同房时若不注意卫生会引起宫内感染，进而导致胎膜早破、早产；若同房时不慎碰到宫颈等部位可引起出血；同房时压迫孕妇腹部，有可能出现先兆流产、早产及其他产科并发症。

（2）哪些孕妇孕期不建议同房

上面我们讲了孕期同房的一些危害，那么确实有一部分孕妇孕期不建议同房，比如有习惯性流产、早产、宫颈功能不全，以及目前有流产风险正在保胎的孕妇；有宫缩时不可同房；孕妇有阴道炎症或者准爸爸携带病菌时不可以同房；孕期有胎盘前置、胎盘早剥、羊水过多、妊娠高血压综合征等异常情况者也不可同房。

（3）孕期同房应注意什么

虽然孕期同房有一定的危害，但是孕期完全避免性生活有一定的难度，而且不利于身心健康。怀孕初期，由于生殖器官的充血和敏感，激素水平的变化，女性性欲明显增强，同时接触、依赖丈夫的需求增加，会比以前更渴望丈夫的关心，如果男方特意回避，可能会造成情感上的创伤。对于既往身体健康、产检比较顺利的夫妻，是可以适当同房的，但应注意以下几点：

① 注意同房时间：怀孕的前 3 个月和怀孕的后 3 个月最需注意。

怀孕的前 3 个月，尽可能减少同房次数：一方面，由于女性怀孕后激素水平变化、早孕反应，以及顾及对胚胎的影响，对性生活的要求和性反应有所降低；另一方面，由于胎盘尚未发育成熟，胎盘与子宫壁的连接还不紧密，同房可能会造成流产风险的增加。

孕中期可适当同房：到了孕中期，胎盘已形成，妊娠较稳定，早孕反应也过去了，随着激素变化，女性的性欲增加，可以适度地过夫妻生活。但同房频率也要适度，避免对胎儿产生不良影响。孕中期适度地进行性生活，有益于夫妻恩爱。而且孕期夫妻感情和睦恩爱，孕妇心情愉悦，能有效促进胎儿的生长和发育，生下来的孩子反应敏捷，语言发育好且身体健康。

怀孕的后 3 个月，尽可能避免同房：怀孕后期，孕妇腹部明显膨隆，体形和体重发生明显变化，身体笨重，腰背酸痛，性欲减退。子宫敏感性增加，任何外来刺激即使是轻度冲击都易于引起子宫收缩，引发早产。因此孕晚期的后 3 个月尽可能避免同房，尤其是 36 周之后同房，易引起宫口开及感染，应绝对禁止同房。

② 注意个人卫生：同房时不注意卫生容易引起感染，造成其他的危害。同房前，夫妻双方应清洁全身，尤其是外阴和双手，保持卫生，以免病菌侵入孕妇体内。

③ 选择合适的性交体位：孕期同房需要注意同房姿势，选择不压迫腹部的体位，动作轻柔避免过强刺激，同时应减少对乳房的刺激，同房时若自觉身体不适应立即停止。

④ 推荐使用安全套：一方面，由于精液中含有大量的前列腺素，可引起宫缩。另一方面，若携带病菌的精液进入体内容易引起宫内感染。因此，推荐孕期同房时使用安全套。

4. 孕期失眠怎么办

孕妇充足的睡眠，是宝宝健康发育的前提。怀孕后失眠是最煎熬的，白天各种不适，晚上却睡不好，因此心里更加焦虑，导致入睡困难、眠浅易醒等问题，其实许多人都有这种困扰。而失眠不仅会影响孕妇本身的身体健康，也会对胎儿造成一定的影响，甚至可能会导致宫缩乏力等分娩问题。那么为什么孕期会更容易失眠呢？又有哪些解决办法？

（1）多种原因导致孕妇失眠

首先，怀孕后雌激素、孕激素分泌增加，体内多种激素分泌发生变化，常会导致孕妇情绪波动大，感到伤心、易怒等；加之孕期女性更敏感，出于对孩子的担忧或是期待，对分娩的恐惧和产后家庭的变化等，孕妇们常会思虑过多，从而影响睡眠；同时，怀孕后体内孕激素水平升高，虽然孕激素让孕妇感到困倦，但在晚上它反而会影响孕妇睡眠，让白天更加疲惫，从而加重失眠症状。

其次，由于怀孕期间的生理变化，包括妊娠反应、腰酸背痛、下肢水肿等，身体的辛苦和劳累，会加重失眠的发生；孕后期由于子宫增大导致的睡姿受限、尿频、小腿抽筋、憋气等不适更影响睡眠。

（2）改善孕期睡眠质量的科学小建议

① 做好情绪管理：愉快的心情能够促进睡眠，孕妇可以看看书、听听轻音乐等，适当补充 B 族维生素也有利于缓解焦虑情绪。对于分娩和宝宝健康的担忧，可以跟人交流、倾诉，学习相关妊娠知识，进行放松训练等。消除心理压力，能够让孕妇更好地进入睡眠，保证睡眠质量。

② 有规律地去运动：怀孕后不少孕妇过分担心自己和宝宝的健康，几乎从不出门，认为坐着、躺着不动就会很安全。这样不仅不利于身体代谢，而且对睡眠有不利的影响。其实适度的锻炼和运动，比如通过公园内慢走散步，或者在家中做孕妇瑜伽等方式，能够促进血液循环和身体代谢，调整心态，使孕妇处于相

对放松的状态，有利于改善情绪、缓解焦虑，同时促进夜间更好地睡眠。但应注意活动量和活动时间不宜过大、过久，运动频率应有规律。

③ 改变饮食结构，睡前控制饮水：摄入刺激性食物或饮品容易刺激中枢神经，不利于入睡，孕妇应尽可能避免摄入咖啡、可乐、浓茶、奶茶、巧克力等食品，晚饭不宜吃得太饱，睡前6小时内应避免吃一些油炸性等难消化的食物，可多吃一些粗纤维的食物；随着孕周的增大，孕妇腹部逐渐膨大，压迫膀胱引起尿频的症状越来越明显，但对于孕妇尿频引起失眠，并没有太好的解决方法，我们可以自行控制睡前饮水量，减少夜间起床排尿的次数；此外，孕妈妈应避免饮酒，不仅对胎儿有害无益，而且会使人兴奋，影响睡眠。

④ 调整睡姿：尤其是孕后期随着子宫增大，腹压增加，孕妈妈容易出现平躺时憋气或睡眠中腿抽筋等症状，合并羊水过多或有妊娠高血压的孕妇极易出现双下肢水肿等表现影响睡眠。对于平躺时憋气的孕妇，可以适当垫高枕头或者尝试用孕妇专用枕头；睡眠中腿抽筋的孕妇，应及时补钙，同时调整睡姿；左侧卧位的睡姿能够避免压迫子宫血管和下腔静脉，能够保证胎盘的营养供给，并且促进下肢血液回流，从而消除水肿。不过也不能为了保持一个固定姿势而强迫自己保持不舒服的姿势，当然是怎么舒适怎么睡。

⑤ 培养规律的睡眠习惯：养成规律的睡眠习惯，早睡早起的同时，也要控制晚上在同一时间进入睡眠。白天尽量减少睡眠时间，午休时间不要超过1个小时，防止晚上没有困意。同时孕妇也可以尝试睡前喝一杯热牛奶、用热水泡脚等方法，帮助入睡。

⑥ 保证舒适的睡眠环境：一般来讲，休息时室内温度应保持在 19~23℃，相对湿度 60%~70% 最为适宜，可随四季变化略做调整。冬天尤其要维持室内温暖，但不能靠增加被褥厚度或密不通风来保暖，会阻碍呼吸，导致缺氧等一系列问题。必要时也可以使用具有安神作用的薰衣草精油等促进睡眠。

⑦ 及时就医：如果失眠严重就需要及时就医，有一些助眠药是孕妇可以服用的，也可以尝试中医药治疗。中医学认为，阳不入阴是导致失眠的基本病因，在保证安全妊娠的同时，做到调整阴阳治疗失眠。

5.孕期尿频怎么办

（1）孕期尿频，需要去医院吗

尿频是怀孕期间最常见的现象，由增大的子宫压迫膀胱引起，随着孕周增加，尿频表现更明显，但仅表现为孕期小便次数增多，没有尿急、尿痛等现象，这种尿频属于正常的孕期现象，无须治疗，也不会对胎儿造成不良影响。

尿频，同时伴有尿急、尿痛、尿道口灼热感等症状，或者有强烈的排尿感，但每次只能尿出几滴，这可能是尿路感染的征兆。尿路感染往往与怀孕后激素水平高，刺激阴道分泌物增多，使阴道口、尿道口长期处于湿润的环境有关，再加上膀胱受挤压易导致排尿不畅，以及喝水少、憋尿等原因，使孕妇易发生尿路感染。尿路感染在孕妇中很常见，孕妇不用特别紧张，症状轻者可通过多饮水、多排尿来缓解，症状重、尿常规提示细菌高甚至伴有低热者，应及时就医并抗感染治疗，像头孢类药物就是针对细菌感染见效快又安全的抗生素，若治疗不及时、不彻底，常可使病情加重或造成迁延不愈，影响母亲和胎儿的健康。

（2）孕妇怎样预防尿路感染

① 适量补充水分：准妈妈要缓解孕期尿频现象，可从日常生活和饮水量改变做起。也就是说，平时要适量补充水分，促进排尿，但不要过量或大量喝水。

② 不要憋尿：若有尿意，一定要及时上厕所，不要憋尿。长时间憋尿或习惯性憋尿会使尿液在膀胱中蓄积，易引起细菌大量繁殖而引起泌尿系感染；膀胱充盈，易压迫子宫而出现腹痛；同时长时间的憋尿易导致泌尿系结石的形成。

③ 保持泌尿生殖器官卫生：坚持每日清洗外阴部，用温和的清水清洗阴部，保持清洁。不要使用会刺激尿道和阴部的女性清洁用品或强碱性肥皂，这会使阴部更容易成为细菌繁殖的温床；大便后从前向后擦，这样不会把大便里的细菌带到尿道附近；减少同房次数，同房前后双方均应清洗性器官及外阴部，女方可在同房后小便一次，利用尿液冲洗尿道，减少尿路感染机会；勤换洗内裤，穿纯棉透气的内裤。

④ 常做缩肛运动：缩肛运动可以训练盆底肌肉的张力，有助于控制排尿。除此之外，也可做骨盆放松练习，这有助于预防压力性尿失禁，即四肢跪下呈爬行动作，背部伸直，收缩臀部肌肉，将骨盆推向腹部，并弓起背，持续几秒钟后放松。要量力而行。

⑤ 睡前少吃利尿食物：孕妇在怀孕初期及末期，睡前应少吃利尿性的食物，避免晚上尿频及憋尿，比如西瓜、蛤蜊、茯苓、冬瓜、昆布（海带）、泽泻（保健食品）、车前草、玉米须等有很好的利尿作用，睡前尽量避免食用。

6. 孕期总是便秘怎么办

（1）孕期便秘的危害

怀孕后由于女性激素水平变化和解剖结构的原因，便秘的发生率非常高。首先，便秘表现为自身身体不适，比如排便费力、大便干硬难解，久而久之会影响孕妇的情绪；其次，便秘日久可导致盆腔受压，血液淤积，进而诱发痔疮、肛裂；此外，便秘、腹胀严重会出现腹痛，孕早期排便用力时可能会导致阴道出血甚至流产，孕后期甚至导致胎膜早破，造成早产等严重后果；孕妇长期便秘，粪便在肠道内积聚、干结，也有可能导致肠梗阻的发生，在分娩过程中粪便堆积有可能影响孕妇和胎儿的健康。

（2）孕期便秘该怎么办

① 调整饮食结构：孕期便秘需要建立良好的饮食习惯，补充足够的膳食纤维，比如多吃芹菜、菠菜、番薯叶、秋葵、白菜、西蓝花、西梅、香蕉、猕猴桃、西柚、圣女果、火龙果、桑椹、玉米、粗粮、黑米、燕麦、酸奶、核桃仁、芝麻糊等食物，同时尽可能避免食用蛋糕、甜甜圈、榴莲、油炸食品、方便面、

肥肉等加重便秘的食物。

② 增加饮水量：孕期补充水分是缓解便秘最关键、最简单的方法，每天应饮用 1.5～2L 的水，便秘严重者可适当增加饮水量，饮水以温的白开水为主，也可通过多喝柠檬水、玉米汁、桑椹水等补充水分。

③ 适当运动：孕妇也需要适当运动，尤其是腹胀、便秘严重的孕妇，适当运动可以增强孕妇腹肌功能，促进肠道蠕动，对预防或缓解便秘有很大的帮助。运动方式可以选择散步、孕妇瑜伽、游泳等，同时饭后鼓励孕妇站立半小时左右，不要直接坐卧，以免加重肠胃负担。

④ 养成定时排便的习惯：孕期便秘一定要逐渐养成定期排便的习惯，尤其是对于习惯性便秘的孕妇。一般来说，晨起和饭后易出现便意，这正是培养排便习惯的好时机，应及时如厕。比如，晨起空腹饮一杯淡盐水，此时没有便意也可定期如厕，但是每次如厕的时间不宜过久，且应保持注意力集中，避免玩手机等。

⑤ 及时就医：孕妇若出现 3 天以上仍不排便，伴有腹胀，甚至腹痛、便血，此时需及时就医。孕期便秘仍然可服用药物缓解，比如乳果糖、小麦纤维素等促进排便的药物，孕期使用安全且有效。对于便秘合并痔疮者，亦可使用栓剂缓解症状，比如复方角菜酸酯栓，它可通过收缩曲张血管、保护肠道黏膜，发挥抗炎、止血、镇痛等治疗作用，也能有效预防痔疮出血。

7. 孕期血压有点高，我该怎么办

（1）什么是妊娠高血压

妊娠高血压是指妊娠 20 周后首次出现血压升高，收缩压≥140mmHg 和（或）舒张压≥90mmHg，一般在产后 12 周内可恢复正常。当收缩压≥160mmHg 和（或）舒张压≥110mmHg 为重度妊娠高血压。

当血压升高伴有尿蛋白阳性或者肝肾功能损害等其他并发症时，称为子痫前期，子痫前期进一步发展出现抽搐症状时，就是我们常说的子痫。如果既往有高血压病史，或者妊娠 20 周前发现血压升高，或者妊娠 20 周后血压升高并持续到产后 12 周以后，称为妊娠合并慢性高血压。

妊娠高血压、子痫前期、子痫、妊娠合并慢性高血压、慢性高血压合并子痫前期统称为妊娠高血压。此类疾病发病率为 5%～12%，严重时可危及母婴的生命，需要引起各位孕妇的注意。

（2）妊娠高血压的危害

妊娠高血压严重威胁母儿健康和安全，是产科常见的并发症。

对于孕妇：由于高血压损伤的是全身血管内壁，造成动脉小血管痉挛，血压不受控制，可以导致各个器官慢性或者急性缺血，从而影响全身多个器官的正常功能，危害母体的健康。

对于胎儿：由于胎盘的供血功能受到影响，会引起胎儿生长受限，胎儿窘迫，如果并发胎盘血管破裂可以导致胎盘早剥，严重威胁胎儿的生存。

因此要注意识别妊娠高血压的风险因素，重视产前检查，以便早发现、早治疗，防止严重并发症的发生。

（3）妊娠高血压的诱发因素有哪些

妊娠高血压的病因和发病机制至今不明确，但诱发因素较多，与孕妇年龄、体重指数、家族史、既往疾病史等有关，如：

① 孕妇年龄 < 18 岁或者 > 40 岁。

② 肥胖、超重（体重指数≥28kg/m²）。

③ 既往有妊娠高血压病史。

④ 既往有血栓病史。

⑤ 家族有高血压病史。

⑥ 体外受精－胚胎移植受孕、多胎妊娠。

⑦ 既往有慢性肾脏疾病病史、糖尿病病史等。

若存在以上情况的孕妇，应警惕妊娠高血压疾病的发生。

（4）妊娠高血压患者在日常生活中需要注意什么

① 定期检测血压：对于由以上因素诱发妊娠高血压的孕妇，孕期需密切关注血压的情况，可在家中自备血压计，定期检测，随时了解血压的整体情况。

② 制订健康的饮食计划：血压高的孕妇应养成良好的饮食习惯，制订健康的饮食计划，保证营养均衡、全面。孕期推荐低盐饮食，应减少食用咸菜、咸肉、咸蛋、腐乳等过咸的食

物；注意控制总能量摄入，避免肥胖；控制脂肪的摄入，减少饱和脂肪摄入；增加优质蛋白摄入量，可以多吃鱼类、禽类、瘦肉、奶、蛋、大豆制品等；补充足够的钙、镁、锌等元素，牛奶可以补充钙，豆类、绿叶蔬菜含有镁，动物内脏含锌丰富。

③ 养成良好的生活习惯：孕期应保证充足的休息时间，作息规律；每天进行适量的运动，选择连续性、慢节奏的有氧运动；不抽烟，不饮酒，尽量避免饮浓茶、咖啡；保持愉快的心情，避免情绪过度激动。

④ 积极治疗基础疾病：对于肥胖或超重者，备孕期就应该控制体重，以减少怀孕后合并糖尿病、高血压等妊娠并发症的发生；对于已经诊断糖尿病者，孕前、孕期均应积极控制血糖，维持其在正常范围之内；既往有抗磷脂综合征、系统性红斑狼疮、慢性肾病等内科疾病者，孕前应积极咨询专科医生，经医生评估后再备孕；孕期合并贫血，应积极纠正贫血。总之，备孕前需要做好孕前检查，有既往其他病史者应积极诊治，孕期应密切监测各项指标。

⑤ 积极治疗：妊娠高血压疾病病情复杂、变化快，对产前、产时和产后的病情进行密切监测和评估十分重要。妊娠高血压疾病最重要的是积极配合医生的治疗方案和血压监测要求。目前降压手段都是靠药物来实现的，医生对药物的选择是严谨科学的，目的是守护胎儿和孕妇的健康，因此需要谨遵医嘱服药，坚持规律的血压监测。轻度妊娠高血压孕妇可在门诊或住院监测与治疗；重度妊娠高血压孕妇应住院监测和治疗。

8. 总想吃甜食，孕期血糖稍高一点没事吧

（1）血糖升高就是糖尿病吗

妊娠期间的糖尿病有两种情况，一种为妊娠前已确诊患糖尿病，称糖尿病合并妊娠；另一种为妊娠前糖代谢正常或有潜在糖耐量减退、妊娠后才确诊的糖尿病，称为妊娠糖尿病，糖尿病孕妇中有 80% 以上为妊娠糖尿病。

妊娠糖尿病的诊断主要依据 24～28 周糖耐量试验结果，分别检测空腹及空腹口服 75g 葡萄糖后 1 小时、2 小时血糖水平，当空腹血糖≥5.1mmol/L 或口服葡萄糖后 1 小时血糖≥10.0mmol/L 或 2 小时血糖≥8.5mmol/L，即可诊断为妊娠糖尿病。

妊娠糖尿病在我国的发生率为 1%～5%，近年有明显增高趋势。妊娠糖尿病患者糖代谢多数于产后能恢复正常，但将来患 2 型糖尿病的概率会增加。糖尿病孕妇的临床经过复杂，母子都有风险，应该给予重视。

（2）为什么妊娠期容易得糖尿病

妊娠糖尿病常发生于妊娠中、后期。一般在妊娠早期，孕妇自身清除葡萄糖的能力增强，很少会发生血糖高的情况。到妊娠中、晚期，孕妇体内抗胰岛素样物质增加，如人胎盘催乳素、雌激素、孕酮、皮质醇和胎盘胰岛素酶等使孕妇对胰岛素的敏感性随孕周增加而下降，为维持正常糖代谢水平，胰岛素需求量必须

相应增加，但对于胰岛素分泌受限的孕妇，妊娠期不能代偿这一生理变化而使血糖升高，使原有糖尿病加重或出现妊娠糖尿病。因此，孕 24～28 周的孕妇均应做糖耐量筛查。

（3）哪些人容易得妊娠糖尿病

妊娠糖尿病通常没有明显的三多一少症状（多饮、多食、多尿、体重下降），但发病与母体因素、家族史等有关，主要的高危因素如下：

① 年龄 >35 岁。

② 超重或肥胖。

③ 既往有胰岛素抵抗、多囊卵巢综合征病史。

④ 家族中有糖尿病史。

⑤ 既往有不明原因死胎、胎儿畸形、低体重儿等不良孕史。

⑥ 胎儿偏大、羊水过多、孕期体重增加过快。

对于有以上高危因素的孕妇，应警惕妊娠糖尿病的发生，规律饮食，控制糖摄入，积极进行糖耐量筛查。

（4）糖代谢异常如何管理

① 妊娠期血糖控制满意标准：孕妇无明显饥饿感，空腹血糖控制在 3.3～5.6mmol/L；餐前 30 分钟：3.3～5.8mmol/L；餐后 2 小时：4.4～6.7mmol/L；夜间：4.4～6.7mmol/L。

② 饮食治疗：饮食控制很重要。理想的饮食控制目标是既能保证和提供妊娠期间热量和营养需要，又能避免餐后高血糖或饥饿性酮症出现，保证胎儿正常生长发育。多数 GDM 患者经合理饮食控制和适当运动治疗，均能控制血糖在满意范围。孕早期

糖尿病孕妇需要热量与孕前相同。孕中期以后，每周热量增加3%～8%。其中糖类占40%～50%，蛋白质占20%～30%，脂肪占30%～40%。控制餐后1小时血糖值在8mmol/L以下。但要注意避免过分控制饮食，否则会导致孕妇饥饿性酮症及胎儿生长受限。

③药物治疗：口服降糖药在妊娠期应用的安全性、有效性未得到足够证实，目前不推荐使用。胰岛素是大分子蛋白，不通过胎盘，对饮食治疗不能控制的糖尿病，胰岛素是主要的治疗药物。

妊娠早期，妊娠反应可能给血糖控制带来困难，应密切监测血糖变化，及时调整胰岛素用量，以防发生低血糖。每周检查1次，直至妊娠第10周。妊娠中期应每2周检查1次，一般妊娠20周时胰岛素需要量开始增加，需及时进行调整。每月测定肾功能及糖化血红蛋白含量，同时进行眼底检查。妊娠32周以后应每周检查1次。注意血压、水肿、尿蛋白情况。注意对胎儿发育、胎儿成熟度、胎儿胎盘功能等监测，必要时及早住院。

（5）妊娠糖尿病会影响生产吗

①妊娠糖尿病孕妇分娩时机的选择：原则应尽量推迟终止妊娠的时间。血糖控制良好，孕晚期无并发症，胎儿宫内状况良好，应等待至妊娠38～39周终止妊娠。血糖控制不满意，伴血管病变、合并重度子痫前期、严重感染、胎儿生长受限、胎儿窘迫，应及早抽取羊水，了解胎肺成熟情况，并注入地塞米松促胎儿肺成熟，胎肺成熟后应立即终止妊娠。

②妊娠糖尿病孕妇分娩方式的选择：妊娠合并糖尿病本身

不是剖宫产指征，有巨大胎儿、胎盘功能不良、胎位异常或其他产科指征者，应行剖宫产。对糖尿病病程＞10年，伴有视网膜病变及肾功能损害、重度子痫前期、有死胎及死产史的孕妇，应放宽剖宫产指征。

9. 孕期饮食有什么需要注意的

孕期营养与胎儿生长和智力发育密切相关，所需营养必须高于非妊娠期。妊娠女性是特定生理状态下的人群，妊娠期女性通过胎盘转运供给胎儿生长发育所需的全部营养，经过280日，将一个单细胞受精卵孕育成体重3.2kg左右的新生儿，与非妊娠女性相比需更多营养。若孕妇在妊娠期出现营养不良，会直接影响胎儿生长和智力发育，导致器官发育不全、胎儿生长受限及低体重儿，容易造成流产、早产、胎儿畸形和胎死宫内。但也要注意避免营养过剩，会引起巨大儿和微量元素过剩导致的中毒反应。孕期饮食应注意以下几点：

（1）结构合理

按照适当比例进食，蛋白质占15%，脂肪20%，糖类65%。按照我国汉族的饮食习惯，热量主要来源中，粮食占65%，蔬菜、水果、肉类等占35%。

（2）适当补充蛋白质

若在妊娠期摄取蛋白质不足，会造成胎儿脑细胞分化缓慢，导致脑细胞总数减少，影响智力。优质蛋白质主要来源于动物，如肉类、牛奶、鸡蛋、奶酪、鸡肉和鱼，能提供最佳搭配的氨基酸，尤其是牛奶。

（3）适当补充营养素

① 铁：妊娠 4 个月后，约有 300mg 铁进入胎儿和胎盘，500mg 铁储存在孕妇体内，有需要时合成血红蛋白。中国营养学会建议孕妇每日膳食中铁的供应量为 28mg，因其很难从膳食中得到补充，故主张妊娠 4 个月开始口服铁剂。

预防贫血：孕妇于妊娠中晚期对铁的需求量增多，单靠饮食补充明显不足，应自妊娠 4~5 个月开始补充铁剂，如硫酸亚铁0.3g，每日 1 次口服，预防贫血。若已出现贫血，应查明原因，一般以缺铁性贫血最常见，应加大剂量，口服硫酸亚铁 0.6g，另外补充维生素 C 和钙剂能增加铁的吸收。

② 钙：妊娠晚期，孕妇体内需要 30g 钙储存在胎儿内，其余大部分钙在孕妇骨骼中存储，可随时动员参与胎儿生长发育。妊娠期增加钙的摄入，以保证孕妇骨骼中的钙含量，不致因满足胎儿对钙的需要而被大量消耗。中国营养学会建议自妊娠 16 周起每日摄入钙 1000mg，于妊娠晚期增至 1500mg。补充钙剂，推荐 600mg/d。

③ 叶酸：推荐孕妇每日膳食中叶酸供给量为 0.8mg，特别是在妊娠前 3 个月。妊娠早期叶酸缺乏，容易发生胎儿神经管缺陷畸形。叶酸的重要来源是谷类食品。在妊娠的前 3 个月推荐口服叶酸 0.4mg/d，3 个月后有条件者可继续服用含叶酸的复合维生素。

妊娠期需监测孕妇体重变化。监测与适时控制孕妇体重变化，有利于母儿健康。较理想的增长速度为妊娠早期共增长 1~2kg；妊娠中期及晚期，每周增长 0.3~0.5kg（肥胖者每周增长 0.3kg），总增长 10~12kg（肥胖孕妇增长 7~9kg）。每周增重小于 0.3kg 或大于 0.55kg 者，应适当调整其能量摄入，使每周体重增量维持在 0.5kg 左右。

10. 地中海贫血患者的饮食要注意什么

地中海贫血即珠蛋白生成障碍性贫血，是一种遗传性、溶血性疾病。通常该病伴随典型的贫血症状，即红细胞水平低下，贫血可导致疲累感与肤色苍白，也可同时造成骨骼疾病、脾脏肿大、黄疸、深色尿及儿童成长迟缓等症状。本病好发于热带及亚热带地区，最早被发现于地中海地区，因此被称为地中海贫血。我国广东、广西、海南、云南、贵州、四川等地属于地中海贫血高发区。因此，这些地区的孕妇应当警惕该病的发生。地中海贫血的患者在饮食上特别要注意的是，不要刻意补充过多含铁的食物或营养品。因为地中海贫血的患者主要并不是缺铁，而是血红素不健全会导致溶血，溶血释放出来的血铁质，会堆积在器官引起损伤。因此，如果补充过多的铁质，反而会造成器官进一步的损伤。

11. 孕期瑜伽有必要吗

（1）孕期瑜伽的好处

研究表明，孕期适当的运动对孕妇和宝宝都有益处。每周积累 150 分钟中等强度体力活动的孕妇，患妊娠糖尿病、高血压、肥胖和抑郁的风险会降低 25%，孕育巨婴症宝宝的风险也更小。一些低强度的体力活动也有利于改善女性的孕期健康，例如可以促进消化、改善便秘，促进血液循环、预防血栓等。因此，对于健康的孕妇来说，适当的运动是有必要的。有氧运动可以增加心率，改善耐力。运动新手可以从每天 5~10 分钟的简单有氧运动开始，再逐渐增加至每周累计 150 分钟（每周 5 天，每次 30 分钟）的中等强度运动（如散步、快走、舞蹈、瑜伽等）。散步、快走是一种最安全、方便的运动方式，可以增强心肺功能，提高免疫力，保持心情愉悦。而孕期瑜伽是一种非常合适的有氧运动，孕期和缓的瑜伽运动，能够增强柔韧性，保持身心放松。

（2）孕期瑜伽注意事项

① 在孕早期的 3 个月里，应减少或避免练习瑜伽。

② 练习时，保持动作柔和，保持呼吸平稳流畅，避免屏气用力。

③ 在练习时，如果身心感到有压力，随时回到婴儿式放松。

④ 避免跳跃动作，避免练习倒立体式。

⑤ 保持腹部松弛和放松，始终给腹部预留足够的伸展空间。避免练习俯卧后弯等会给腹部造成压力的体式，无论何种体式，都应该避免腹部的任何紧张和拉伸感。

⑥ 产后不必急于开始瑜伽练习，待产褥期过后可以尝试专门的产后修复瑜伽。

（3）凯格尔运动

盆底肌是女性的重要肌群，主要用于支持和保护盆腔内的器官，控制排尿，提高性生活质量。盆底肌训练即凯格尔运动，有利于孕期健康和产后恢复，可以有效预防孕产妇在用力、大笑或打喷嚏时出现漏尿情况。

照常呼吸　　　　　其他部位放松

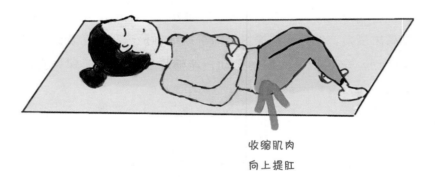

收缩肌肉
向上提肛

特别的运动项目和强度，应当咨询相关专业人士，在专业人士指导下进行锻炼。下面是一些运动时的小建议：

① 选择适宜的环境进行运动锻炼，避免在炎热、空气污染严重时进行户外活动。

② 及时补充水分。

③ 避免参与可能产生身体碰撞或摔倒风险的运动项目，避免挤压腹部的运动。

④ 选择合适的运动装备，例如柔软、舒适的运动鞋，宽松、吸汗的运动服饰。

⑤ 充分热身，选择适合自己的运动项目，量力而行，循序渐进，切不可过度劳累，避免运动损伤。

（4）哪些情况下不适合运动

运动虽然有利于孕妇及胎儿的健康，但也要注意运动安全：妊娠高血压综合征、胎膜早破、宫颈功能不全、多胎妊娠、反复流产、胎盘前置的患者应避免运动，有些情况甚至需要卧床休息。即使既往健康的孕妇，一旦出现下列情况，也应立即停止运动并及时就医：阴道流血（褐色分泌物也是少量出血，不可大意）或有大量液体排出，腹痛，呼吸困难、头晕、胸痛、乏力，小腿疼痛或肿胀等。

12. 哪些药物妊娠期不能吃

妊娠期是个特殊的生理时期，其间各系统均有明显的适应性改变，药物在孕妇体内发生的药代动力学和药效变化也与非妊娠期有明显的差异；药物可直接作用于胚胎，对其产生影响；也可间接通过生物转化成为代谢产物后具有致畸作用。妊娠期母体代谢状态、胎儿的生长发育、胎盘功能变化都会影响药物的吸收、分布、代谢、排泄，对药物的毒性产生不同程度的影响。所以孕产妇要慎用药物和疫苗。

（1）药物危害性分级

美国 FDA 根据药物对胎儿的危害性等级情况，将药物分为A、B、C、D、X 5 个级别（表 3）。

表3　孕期常见疾病用药分级及其不良反应

药物类别	不良反应	分级
青霉素类	未发现	B
头孢菌素类（第三代）	未发现	B
大环内酯类	未发现	B
氯霉素类	灰婴综合征、血小板减少、肝损害、肢体畸形	C
喹诺酮类	缺乏资料证明	C
磺胺类	溶血、黄疸	C
氨基糖苷类	听神经毒性、先天性耳聋	D
四环素类	骨骼牙齿发育异常	D
多肽类	对听力、肾脏和神经系统有毒性	D

A 级：经临床对照研究，无法证实药物在妊娠早期与中晚期对胎儿有危害作用，对胎儿伤害可能性最小，是无致畸性的药物。如适量维生素。

B 级：经动物实验研究，未见对胎儿有危害。无临床对照试验，未得到有害证据。可以在医师观察下使用。如青霉素、红霉素、地高辛、胰岛素等。

C 级：动物实验表明对胎儿有不良影响。由于没有临床对照试验，只能在充分权衡药物对孕妇的益处、胎儿潜在利益和对胎儿危害情况下，谨慎使用。如庆大霉素、异丙嗪、异烟肼等。

D 级：有足够证据证明对胎儿有危害性。只有在孕妇有生命威胁或患严重疾病，而其他药物又无效的情况下考虑使用。如硫酸链霉素等。

X 级：动物和人类实验证实会导致胎儿畸形。在妊娠期间或可能妊娠的女性禁止使用。如甲氨蝶呤、己烯雌酚等。

在妊娠的前 3 个月，不宜用 C、D、X 级药物。妊娠 3 个月后，胎儿大部分的器官已经形成，致畸的药物对多数器官影响较弱，造成畸形的可能性相对较小。这时候胎儿对于药物的耐受相对强一些。但是，这些药物对生殖器官、中枢系统等可产生影响，造成耳聋、失明、智力低下等中枢神经系统的损害。

（2）孕期常见疾病用药安全知识

① 普通感冒：感冒是病毒性上呼吸道感染的总称，是自限性疾病，可以自愈。感冒药的作用大多是缓解症状。感冒药的成分中对乙酰氨基酚、咖啡因等是 B 类，而金刚烷胺、伪麻黄碱、右美沙芬是 C 类。妊娠 C 级药物通常都是动物研究中存在明确的毒性，但人体研究不充分。因此这类药物依然需要慎用。更重要的是，它们并不能治疗感冒，仅仅是缓解症状而已。特别是在妊娠早期，不建议去冒风险。如果一定要用药，单纯的对乙酰氨基酚是比较安全的。

② 炎症：普通感冒无细菌感染相关并发症，不需要使用抗生素。而扁桃体感染、肺炎等，可能需要使用抗生素。青霉素类和绝大多数头孢类抗生素属于 B 类，相对比较安全，可以使用。然而，氯霉素、喹诺酮类（如拉肚子时常服用的诺氟沙星）、氨基糖苷类（如卡那霉素），不能用。

③ 病毒感染：利巴韦林有致畸和致胚胎死亡的可能。而且，育龄女性一旦用了这样的药，需要等待 6 个月才能怀孕！

（3）孕产妇用药原则

① 必须有明确指征，避免不必要的用药。

② 必须在医生指导下用药，不要擅自使用药物。

③ 能用 1 种就用 1 种，避免联合用药。

④ 用疗效较肯定的药物，避免用尚难确定对胎儿有无不良影响的新药。

⑤ 用小剂量药物，避免用大剂量药物。

⑥ 严格掌握药物剂量和用药持续时间，注意及时停药。

⑦ 妊娠早期若病情允许，尽量推迟到妊娠中晚期再用药。

⑧ 若病情所需，在妊娠早期应用对胚胎、胎儿有害的致畸药物，应先终止妊娠，随后再用药。

13. 我们成功啦！孕期胎教，当妈妈，你准备好了吗

现在孩子之间的竞争越来越激烈了，为了让孩子不输在起跑线上，各位准妈妈从怀孕初期就开始了一系列的准备。不少年轻母亲，刚怀上孩子几个月，就开始上各种学习班，听音乐、读古诗词。然而，胎教真的有用吗？胎教应该注意些什么？

事实上，迄今为止，没有任何一项科学研究证明胎教能对宝宝智力发育产生任何效果。一方面，胎儿发育到 23 周左右时，才开始产生视力和听力，可以感受到一些来自外界的光和声音的刺激，但这并不意味着妈妈听到的、看到的，就是胎宝宝听到的、看到的。胎儿和外界不仅隔着妈妈的肚皮，更是隔着一层羊水。其实宝宝是听不清体外什么声音的，他有什么反应，往往是因为你听到外界声音的反应会影响到他，对他来说，你喝水、吃食物嚼咽都像打雷一样，所以，他根本听不到外界的声

音，但非正常的声波会对他有一定的影响。声音穿过肚皮和羊水，再传到宝宝耳朵里，早就已经变味了。美妙的音乐？不存在的。另一方面，过度胎教会对胎儿健康产生不利影响，如果没有把控好胎教声音的频率和强度，过量的声音刺激可能会影响宝宝在妈妈肚子里的睡眠，造成新生儿听力受损，甚至影响正常发育。

其实最好的胎教是母体保持心情愉悦。胎教的重点其实不是宝宝，而是妈妈，很多准妈妈都弄反了。研究指出，胎教其实是通过对孕妇情绪和精神状态的改变，影响体内激素和有关神经递质的分泌，间接地影响胎儿的大脑发育。当孕妇生气，情绪不稳定时，胎儿早产的风险也会随之增加；而孕妇心情好时，胎盘供氧充足，才会对胎宝宝大脑发育有帮助。过度胎教或者对胎教这件事太过焦虑，反而会导致孕妇心情烦躁、身体也会发生相应疾病，而适得其反。而适度的胎教，例如聆听合适的音乐，在愉悦孕妇身心的同时，也会促进胎儿的健康发育。

因此，我们不提倡过度的胎教，每天定时定点地完成"任务"，只会加重孕妇和家人的负担，增加不必要的焦虑。准备好做一个合格的妈妈，需要先学会好好爱自己，所以各位准妈妈们不妨慵懒地散散步，看看书，听听喜欢的音乐，先做好开心的自己。毕竟只有妈妈的身心健康，才是宝宝健康最有力的保障。

14. 选择哪种分娩方式

十月怀胎，一朝分娩，然而有人说顺产好，有人说剖宫产好，准妈妈们又该如何选择分娩方式呢？这些分娩方式又各有哪些优缺点呢？

（1）如何选择分娩方式

常见的分娩方式有 2 种，一种是自然阴道分娩，即顺产。在胎儿发育正常，孕妇骨盆发育也正常，孕妇身体状况良好，同时有安全保障的前提下，通常不加以人工干预手段，胎儿可以经阴道自然娩出，是比较理想的分娩方式。另一种常见的分娩方式就是剖宫产分娩，也就是常说的剖腹产，是通过手术剖开腹壁及子宫，取出胎儿的一种分娩方式。需要进行剖宫产的情况：一是在母亲有危险的情况下，会选择剖宫产。二是胎儿的情况比较危险，比如突然出现了胎盘早剥、胎心异常等情况，需要立刻让孩子出来，这种情况是需要剖宫产的。

（2）顺产的优缺点分别是什么

顺产的优点，大家一定比较熟悉：

① 产后恢复快：能加快产后恶露排出时间，缩短下床时间及出院时间。

② 尽早母乳喂养：能促进母乳分泌，产后 1 小时即可进行母乳喂养。

③ 加快体形恢复：顺产后能加快妈妈体形的恢复。

④ 风险小：与剖宫产相比，发生羊水栓塞、产后大出血、麻醉意外的风险小。

⑤ 减少新生儿并发症：顺产时的自主呼吸能够锻炼宝宝的呼吸系统，并更好地适应外界环境，减少新生儿并发症的发生。

⑥ 费用较低：相比剖宫产，顺产的费用会低一些。

⑦ 对下次妊娠分娩方式无明显影响：顺产后下次妊娠仍然可选择顺产。

当然，顺产也有一些缺点：

① 增加阴道松弛、子宫脱垂等风险：产后盆底肌松弛，易出现漏尿等情况，应积极进行盆底肌锻炼。

② 增加侧切或会阴撕裂等风险：顺产避免不了对阴道的损伤，为避免会阴撕裂，必要时需进行侧切，一旦遇到难产随时会转成剖宫产，造成双重伤害。

（3）剖宫产的优缺点是什么

当母亲出现严重的并发症或胎儿存在危险时，需要进行剖宫产，若施术及时、得当，可挽救母子生命。

剖宫产的优点：

① 缩短阵痛时间：剖宫产可显著缩短阵痛时间，可以免去母亲遭受阵痛之苦。

② 如果腹腔内有其他疾病时，也可一并处理。

③ 产后阴道松弛、子宫脱垂等发生率较低。

剖宫产也有一定的缺点：

① 增加产时、产后并发症：增加了羊水栓塞、麻醉意外、产后大出血等并发症的风险。

② 手术后遗症：产后伤口疼痛持续一段时间，腹壁会留有伤疤，剖宫产切口愈合不良可能形成憩室，影响下次妊娠及分娩，同时影响产后月经。

③ 剖宫产费用高：剖宫产费用较顺产高。

作为医生，我们的心情和每个家属、每个患者是一致的，我们希望母子平安。切记不要盲目、坚决地要求顺产或剖宫产，具体分娩方式的选择需要专业医生进行个体化的评估，根据不同的情况来做决定。如果发现胎儿有异常或母亲有危险的时候，我们一定要听从产科医生的建议选择分娩方式。